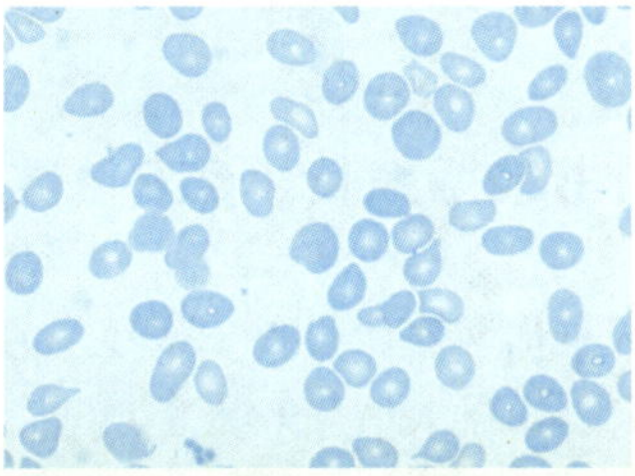
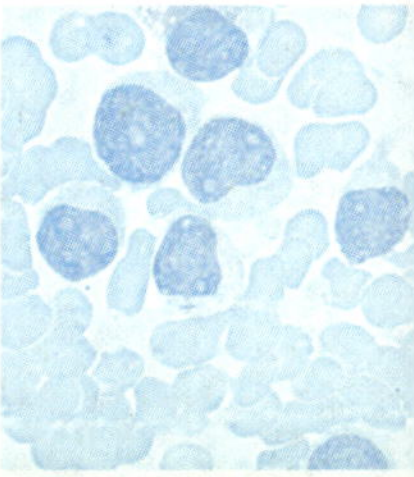

CLINICAL HEMATOLOGICAL MORPHOLOGY TEACHING ATLAS

临床血液细胞形态学教学图谱

高慧洁　王　珍　秦　冰　主编

哈爾濱工業大學出版社
HARBIN INSTITUTE OF TECHNOLOGY PRESS

图书在版编目（CIP）数据

临床血液细胞形态学教学图谱/高慧洁,王珍,秦冰主编.—哈尔滨:哈尔滨工业大学出版社,2025.7.
ISBN 978-7-5767-2301-4

Ⅰ.R446.11-64

中国国家版本馆CIP数据核字第202552W9X4号

临床血液细胞形态学教学图谱
LINCHUANG XUEYE XIBAO XINGTAIXUE JIAOXUE TUPU

策划编辑　张　荣
责任编辑　孙　晶
出版发行　哈尔滨工业大学出版社
社　　址　哈尔滨市南岗区复华四道街10号　邮编　150006
传　　真　0451-86414749
网　　址　http://hitpress. hit. edu. cn
印　　刷　哈尔滨市石桥印务有限公司
开　　本　787 mm × 1 092 mm　1/16　印张 9.25　字数 161 千字
版　　次　2025年7月第1版　2025年7月第1次印刷
书　　号　ISBN 978-7-5767-2301-4
定　　价　58.00元

前 言

血液细胞形态学是临床医学与检验医学的重要桥梁学科，其核心在于通过显微镜下观察和分析血液及骨髓细胞的形态特征，为疾病的诊断、治疗及预后评估提供关键依据。在精准医疗快速发展的今天，尽管分子生物学、流式细胞术等新技术层出不穷，但血液细胞形态学以其直观性、基础性和不可替代性，成为血液系统疾病诊疗的基石。尤其在资源有限和紧急情况下，形态学检验往往是快速识别异常细胞、指导临床决策的首要手段。

本书的编撰凝聚了多位血液学领域专家多年的临床与教学经验，旨在为医学检验人员、临床医生、医学生及科研工作者提供一部系统、实用且兼具理论深度的专业参考书。编者团队结合国内外最新研究进展与临床实践，以图文并茂的形式，全面解析了血细胞形态学的核心知识，力求将复杂的形态特征转化为清晰可辨的视觉信息。

全书共分为4章，内容层层递进，并兼顾基础理论与临床实践：第一章为血细胞发育与成熟的基础理论，从血细胞发育演变规律入手，系统阐述了各系血细胞的发育阶段及其形态演变特点。通过图和表对比分析，帮助读者构建血细胞发育的动态认知框架。第二章为血细胞形态学检验的基本方法，详细介绍了血涂片制备、染色方法、显微镜观察及质量控制的核心流程，为规范化检验提供了可靠指南。第三章为临床病例细胞图片，精选贫血病、急慢性白血病、多发性骨髓瘤等典型病例，通过真实病例的细胞形态展示，培养读者的临床思维与鉴别诊断能力。第四章为血液系统疾病科普，以通俗易懂的语言解析红细胞与白细胞系统疾病的病理机制、临床表现及诊疗策略，既可作为专业知识的延伸，亦可为公众健康科普提供参考。

本书的显著特色在于“以图导学”，高清显微图像与示意图相结合，精准呈现正常与异常细胞的形态细节，如粒系细胞的颗粒分布、红系细胞的血红蛋白着色特征等，辅以箭头标注与文字说明，使抽象概念具象化。

本书通过真实病例的图片展示，揭示疾病特征与细胞形态变化的逻辑关联，如急性早幼粒细胞白血病中 Auer 小体的典型表现、缺铁性贫血的红细胞大小异质性等。

本书的适用对象广泛，医学检验专业学生可通过本书夯实形态学基础；临床医生可借助图谱快速掌握疾病诊断的关键线索；科研工作者亦可从图谱中获取细胞形态与病理机制的关联性启发。此外，书中关于血液系统疾病的内容，亦为公众理解常见血液疾病提供了帮助。在医学技术日新月异的今天，唯有回归基础、深耕细节，才能真正驾驭前沿技术。本书不仅是对传统形态学价值的重申，更是对精准医学时代“技术为用、基础为本”理念的践行。期待本书能为读者打开一扇洞察血液微观世界的窗口，助力临床诊疗水平的提升，最终惠及广大患者。

本书由河北工程大学本科教材建设基金资助出版，谨向所有参与本书编写的专家、学者及技术支持团队致以诚挚谢意。由于编者写作水平有限，书中疏漏之处在所难免，恳请读者批评指正，以便再版时修订。

编　者

2025 年 4 月

CONTENTS

目录

第一章

血细胞发育与成熟的基础理论

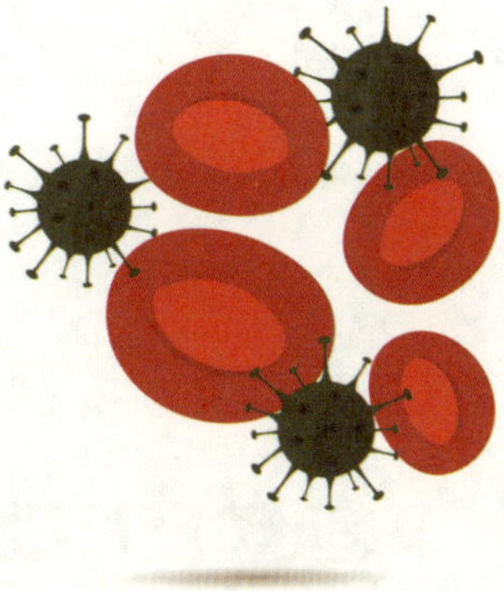

第一节 血细胞发育演变规律

一、血细胞发育演变总体规律

造血干细胞在造血微环境及细胞因子等的诱导下，分化成为六大系统的祖细胞。祖细胞向下分化成为形态可辨认的各系统的原始细胞，进一步发育形成具有特定功能的终末细胞（图 1.1）。

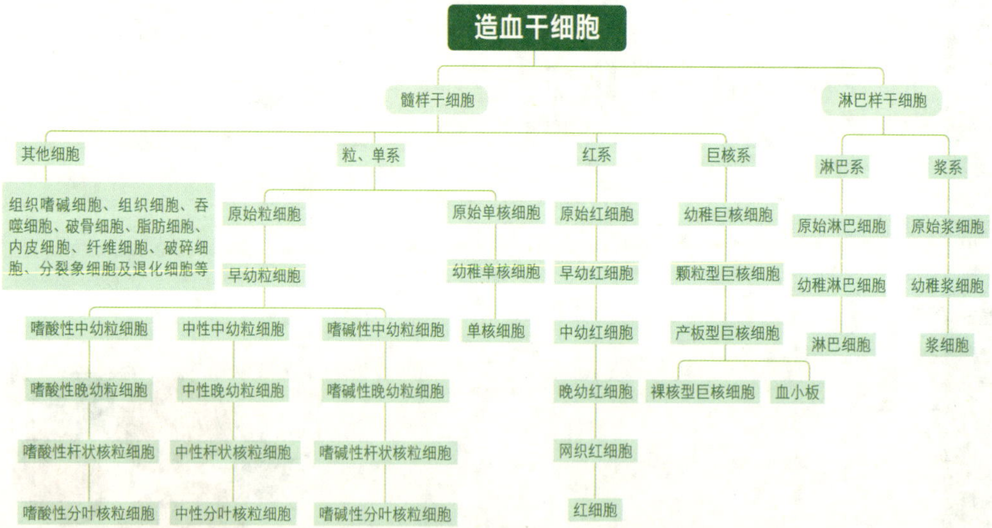

图 1.1 血细胞发育演变总体规律

二、血细胞发育成熟中形态演变的一般规律

血细胞发育成熟是一个连续的过程，根据不同的研究目的，人为将其划分为各个阶段。在细胞分类中，处于上、下阶段之间的细胞一般划入下一阶段。血细胞发育过程中形态演变的一般规律见表 1.1。

表 1.1　血细胞发育过程中形态演变的一般规律

项目	原始→幼稚→成熟	备注
细胞大小	大 → 小	巨核细胞由小变大，原始粒细胞比早幼粒细胞小
核大小	大 → 小	成熟红细胞核消失
核形态	规则→不规则（如圆形→ 凹陷→分叶）	—
核染色质	细致→粗糙，松散→致密	—
核染色	淡紫色→深紫色	—
核膜	不明显（薄）→ 明显（厚）	—
核仁	有→无	—
细胞质的量	少 → 多	小淋巴细胞的细胞质少
细胞质颜色	深蓝→浅蓝或蓝→红	—
细胞质颗粒	无 →少 → 多	红细胞无颗粒，粒细胞颗粒分化为 3 种

第二节　血细胞的命名

血细胞按所属系列分为六大系统，即红细胞系统、粒细胞系统、单核细胞系统、淋巴细胞系统、浆细胞系统及巨核细胞系统。每一系统又根据细胞成熟水平分为原始、幼稚和成熟 3 个阶段，其中红细胞系统和粒细胞系统的幼稚阶段又分为早幼、中幼和晚幼 3 个阶段；粒细胞根据细胞质内所含颗粒的特征不同再分为中性粒细胞、嗜酸性粒细胞和嗜碱性粒细胞。

第二章

血细胞形态学检验的基本方法

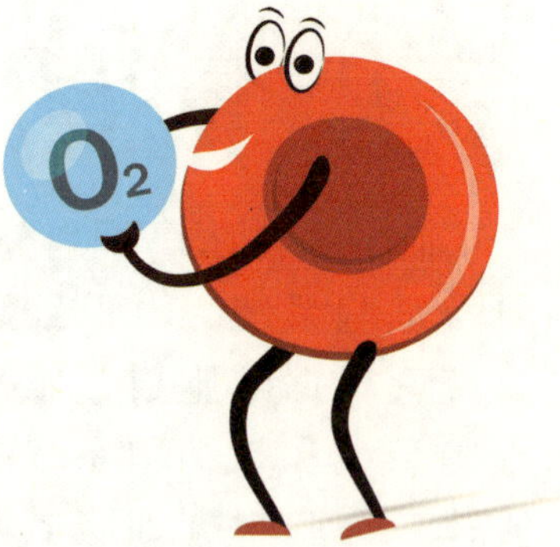

血细胞形态主要是指血细胞经瑞氏或瑞氏－吉姆萨染色后在光学显微镜下的形态特征。血细胞形态学检验包括外周血及骨髓两部分，同时对两者进行检测，有利于临床诊断和鉴别诊断。检验人员必须把血细胞形态学检验的基础知识应用在临床实际工作中，即将因疾病发生血细胞质和（或）量的变化在光学显微镜下能正确识别、描述及提交正确的检验报告是医学检验技术人员必须掌握的基本功，也是实验室为临床提供疾病诊断准确信息的基础。

第一节　血和骨髓涂片的制备与染色方法

血和骨髓涂片制备和染色的质量直接影响细胞形态及检验结果。一张合格的血和骨髓涂片，要求样本涂膜为楔形，长 × 宽约为 3 cm × 2 cm，表面光滑，厚薄适宜，头、体、尾分明，两边留有一定空隙（小于 0.3 cm）且染色良好。如果血涂片制备不良，染色不佳，常使血细胞的形态学鉴别和诊断困难，甚至得出错误的结论。如血膜过厚，细胞重叠缩小；血膜太薄，白细胞多集中于边缘。因此，制备厚薄适宜、分布均匀的血和骨髓涂片是血液学检验的基本技术之一，是保障血细胞形态学检验结果可靠的关键。

一、载玻片清洁

1.物品准备

（1）载玻片参数。

载玻片规格为 75 mm × 25 mm，厚度为 1.0 ~ 1.2 mm。

（2）试剂。

浓盐酸，购自烟台市双双化工有限公司；洗洁精，购自上海白猫有限公司；玻璃清洁剂，购自上海花王有限公司；95% 乙醇溶液，购自天津市富宇精细化工有限公司。

2.载玻片清洁

（1）方法一。

将载玻片逐片放入 1 mol/L 盐酸溶液中浸泡过夜（12 h 以上），取出后用自来水反复冲洗；再用 1% 的洗洁精浸泡 5 min（可适当刷洗），自来水冲洗干净；最后用纯化水冲洗 3 次以上，晾干或烘干备用。亦可再次放入 95% 乙醇溶液中浸泡，使用载玻片时只能手持载玻片边缘，切勿用手触及载玻片表面，以保持载玻片清洁、干燥、中性、无油腻。

（2）方法二。

载玻片逐片放入 1% 玻璃清洁剂中浸泡 20 min 以上，取出后用自来水反复冲洗干净，最后用纯化水冲洗 3 次以上，晾干或烘干备用。亦可再次放入 95% 乙醇溶液中浸泡，使用载玻片时只能手持载玻片边缘，切勿用手触及载玻片表面，以保持载玻片清洁、干燥、中性、无油腻。

二、血和骨髓涂片的制备方法（手工推片法）

1.血涂片的制备方法

（1）物品准备。

洁净载玻片、洁净磨边推玻片、75% 乙醇、75% 酒精棉球或皮肤喷雾消毒剂、无菌干棉球或棉签和一次性无菌采血针等。

（2）采血部位选择。

成年人以左手环指为宜，半岁以下婴幼儿宜选拇指或足跟部。

（3）采血。

操作者先用 75% 酒精棉球或皮肤喷雾消毒剂消毒自己的双手；然后轻轻按摩被采血者的采血部位，以促使局部血液循环充盈，再用 75% 酒精棉球消毒待穿刺部位，待干；操作者用左手拇指和食指紧捏穿刺部位两侧，右手持一次性无菌采血针，自指尖内侧迅速穿刺，穿刺深度一般以 2.0 ~ 2.5 mm 为宜，稍加挤压血液流出；取血液 1 小滴（15 ~ 20 μL），置距载玻片的一端 1.0 ~ 1.5 cm 处或近一端 1/3 处。

（4）血涂片。

左手持盛有血滴的载玻片，右手持另一张边缘光滑（磨边）的推玻片，用推玻片头部下缘从左至右靠近血滴，从上向下压，使血滴沿边缘展开至适当宽度，掌握推玻片与载玻片的夹角角度，匀速、平稳地向前推动推玻片至血滴全部展开形成薄血膜为止，将制成片在空气中挥动，使迅速干燥，以免血细胞皱缩。

（5）按压穿刺部位。

采血完毕后，用无菌干棉球或棉签按压穿刺部位，叮嘱被采血者按压 3 ～ 5 min，直至达到止血。

2.骨髓涂片的制备方法

（1）物品准备。

0.5% 碘伏、2% 利多卡因、无菌棉签、无菌手套、无菌一次性注射器（10 mL和20 mL各1个）、无菌8号头皮针（仅适用于2岁以内的患儿）、无菌钳、无菌骨髓穿刺包（包括洞巾、纱布、骨髓穿刺针等）、口罩、医用胶带、洁净载玻片和洁净磨边推玻片等。

（2）骨髓穿刺部位选择。

①髂前上棘穿刺点。髂前上棘穿刺点位于髂前上棘后上方 1 ～ 2 cm 处，此处骨面较平，容易固定，操作方便安全。

②髂后上棘穿刺点。髂后上棘穿刺点位于骶椎两侧，臀部上方骨性突出部位。

③胸骨穿刺点。胸骨穿刺点位于胸骨柄或胸骨体相当于第 1 肋、第 2 肋间隙位置，此处骨髓含量丰富。当上述部位穿刺失败时，可做胸骨柄穿刺，但此处骨质较薄，其后有心房及大血管，严防穿透发生危险，尽量少选用。

④胫骨穿刺点。胫骨穿刺点位于胫骨粗隆下 0.5 ～ 1.0 cm 内侧平坦处，仅适用于 2 岁以内的患儿。

（3）骨髓穿刺体位选择。

胸骨、髂前上棘及胫骨穿刺时取仰卧位，髂后上棘穿刺时可取侧卧位或俯卧位。

（4）骨髓穿刺操作术。

①助手打开骨髓穿刺包并置于器械车上。

②操作者遵循消毒原则洗手，戴帽子、口罩及无菌手套，检查骨髓穿刺包内器械是否齐全、有无损坏、穿刺针是否通畅后，常规消毒皮肤 3 次，消毒顺序为由中心向外周，消毒范围为 10 ～ 15 cm，末次消毒范围应小于前 2 次；立即铺好消毒洞巾（可用无菌钳或医用胶带将消毒洞

巾上方边缘固定于患者皮肤上）；用 2% 利多卡因做局部皮肤、皮下及骨膜浸润麻醉，并应做“品”字形多点麻醉，等待 2 min 左右（使骨膜达到麻醉效果；将穿刺针固定器固定在适当的长度（胸骨穿刺约 1.0 cm 处，髂骨穿刺约 1.5 cm 处，除胸骨穿刺外，其他部位的骨髓穿刺对肥胖者可适当放长），用左手的拇指和食指固定穿刺部位，以右手持针向骨面垂直刺入（若为胸骨柄穿刺，穿刺针与骨面夹角为 30°～40° 斜行刺入），当穿刺针接触到骨质后则左右旋转，缓缓钻刺骨质，当感到阻力消失（有落空感）时，且穿刺针已能固定在骨内，表示已进入骨髓腔，若穿刺针不固定，则应再旋钻少许达到能固定为止；用干燥的 10 mL 或 20 mL 注射器，将内栓退出 1 cm，拔出针芯，放于无菌盘内，接上干燥注射器，用适当力量缓慢抽吸，即有少量红色骨髓液从注射器针头进入注射器中，骨髓液吸取量以 0.2 ～ 0.5 mL 为宜，取下注射器，将抽取的骨髓液推出滴于一张洁净载玻片上（亦可不插入针芯，将穿刺针拔出后立即置于水平位，再用注射器吸入少量空气并连接穿刺针，将穿刺针内骨髓液滴于洁净载玻片上）。

（5）术后处理。

抽吸完毕后将针芯重新插入穿刺针内，左手取无菌纱布置于针孔处，右手将穿刺针连同针芯一起拔出，随即将纱布盖于针孔上，压迫止血 3 ～ 5 min，再用医用胶带加压固定。

（6）骨髓涂片。

将上述行骨髓穿刺术获得骨髓液的载玻片，小心置放在准备用于骨髓涂片操作的平整处或平台上，立即用右手持一张推玻片、左手持一张载玻片，用推玻片头部下缘蘸取少许（20 ～ 30 μL）骨髓液，置于载玻片近左端 1.0 ～ 1.5 cm 处或近左端 1/3 处，从上向下压，让其骨髓液沿边缘迅速展开至适当宽度，掌握推玻片与载玻片夹角为 25°~35°，匀速、平稳地向左侧推动推玻片至骨髓液全部展开形成薄髓膜为止（可视其骨髓液的黏稠与稀薄而定，骨髓液越黏稠，角度应越低，推的速度应越慢；反之，角度应适当放大，推的速度亦应适当放快）；迅速制作涂片 3 ～ 8 张（初诊者至少需要 5 张），自然晾干，备用。

三、血和骨髓涂片的染色方法

血和骨髓涂片的染色方法通常采用瑞氏-吉姆萨染色法。

1.染色原理

把血液或骨髓液均匀地涂于载玻片上制备成薄血膜或薄骨髓膜。血液或骨髓液中不同细胞所含的化学成分不同，与瑞氏-吉姆萨混合染液中的酸性染料伊红和碱性染料亚甲蓝亲和力也不一样，细胞中的碱性物质与酸性染料结合染成红色，酸性物质与碱性染料结合染成蓝色，中性物质既能与酸性染料结合又能与碱性染料结合而染成紫红色。因而，血细胞经瑞氏-吉姆萨染色后可使各种细胞染色呈现出各自的特征。例如，红细胞中的血红蛋白、嗜酸性粒细胞细胞质中的颗粒等碱性物质与染液中酸性染料伊红结合染成红色，淋巴细胞细胞质、嗜碱性粒细胞细胞质中的颗粒等酸性物质与染液中碱性染料亚甲蓝结合染成蓝紫色，而中性粒细胞细胞质中的颗粒为中性物质、呈等电状态则染成淡紫红色。

2.试剂

（1）瑞氏染液的配制方法。

称取 1 g 瑞氏染粉（购自北京索莱宝科技有限公司）直接放入 500 mL 甲醇溶液中，再取几粒玻璃珠放入瓶中，盖好瓶盖，振荡混匀 10 次，放置暗处 3 个月以上即可应用。如果急用，则将新鲜配制的瑞氏甲醇溶液放置在日常工作的操作台旁，每天振荡混匀 3 ~ 5 次，2 周后可使用。新鲜染液效果较差，放置时间越长，染色效果越好。放置时间大于 1 年，染液效果更好。

（2）吉姆萨染液的配制方法。

称取 1 g 吉姆萨染粉（购自北京索莱宝科技有限公司），加入 66 mL 丙三醇（甘油，AR），在圆锥烧瓶中混匀，放于 56 ℃水浴箱中 2 h 助溶，中间应混匀几次，使染料与甘油充分混匀溶解，然后加入 60 ℃预热的 66 mL 甲醇（AR），充分摇匀置棕色瓶中，于室温下静置 7 d，过滤后才能使用。此种染液放置时间越久，细胞着色越佳。

（3）磷酸盐缓冲液（pH 为 6.4 ~ 6.8）的配制方法。

先称取磷酸二氢钾（KH_2PO_4，AR）0.5 g 放入 500 mL 纯化水中溶解（如有少许溶解太慢，可适当加温助溶）后，再称取磷酸氢二钠（$Na_2HPO_4 \cdot 12H_2O$，AR）0.5 g 放入其中，补足纯化水至 1 000 mL，溶解，混匀，备用。此方法配制的磷酸盐缓冲液浓度较其他配制方法要高，其优点是加大了缓冲强度，用来配制的新鲜染液可在一定时间内（4 h）反复使用。如无缓冲液可用新鲜纯化水代替。

（4）染色时染液准备。

瑞氏染液：将配制好能应用的瑞氏染液倒入磨砂茶色玻璃广口瓶（容量为 200 ~ 250 mL、瓶颈口不小于 30 mm）中，盛装量以装满广口瓶的 2/3 ～ 3/4 为宜，盖好瓶盖可长期使用；使用后可随时补充，期间不能沾水，更不能把吉姆萨染液混入其中，否则会影响染色效果，一旦沾水或混入吉姆萨染液，应彻底废弃重新配制。

吉姆萨染液与磷酸盐缓冲液按照 1：20 体积比混合，取吉姆萨染液 1.5 ～ 2.0 mL，加入磷酸盐缓冲液 30 ～ 40 mL，用 50 mL 染缸或杯混匀盛装。每天配制 1 次。

3.染色方法

（1）已晾干的血或骨髓涂片在室温下放入瑞氏染液中固定 3 ～ 5 s，取出。

（2）放入吉姆萨染液与磷酸盐缓冲液的混合液中，一般染色时间为 15 ～ 20 min，淋巴细胞白血病患者涂片染色时间不超过 15 min，慢性粒细胞白血病患者涂片染色时间在 30 min 以上，取出，小流水冲洗干净，晾干或用滤纸吸干即可做镜下观察。

第二节　血和骨髓涂片的观察方法

1.低倍镜(10 × 10)观察

经瑞氏－吉姆萨染色后的血涂片或骨髓涂片，在低倍镜（10 × 10）下观察全片血细胞的分布和染色情况，注意观察涂片尾部和边缘有无体积较大的异常细胞，如有应转换油镜（10 × 100）识别。

2. 油镜(10 × 100)观察

在油镜下浏览全片，尤其要注意观察涂片的体尾交界处、两侧边缘及尾部的细胞形态，应从细胞大小、细胞核大小及结构、细胞质色泽及颗粒特征等方面认真仔细地观察所存在的形态学特点。

3.白细胞或骨髓有核细胞分类计数区域

选择涂片的体尾交界处细胞分布均匀、染色良好的区域，滴加香柏油 1 滴，用油镜（10 × 100）观察，并按一定顺序（一般沿涂片短轴、按“弓”字形）移动视野（图 2.1），对所见到的每个白细胞或骨髓有核细胞采用分类计数器计数或用手工画“正”字的记录方式进行分类计数，血涂片一般计数 100 个白细胞，骨髓涂片计数 200 个或 500 个有核细胞。

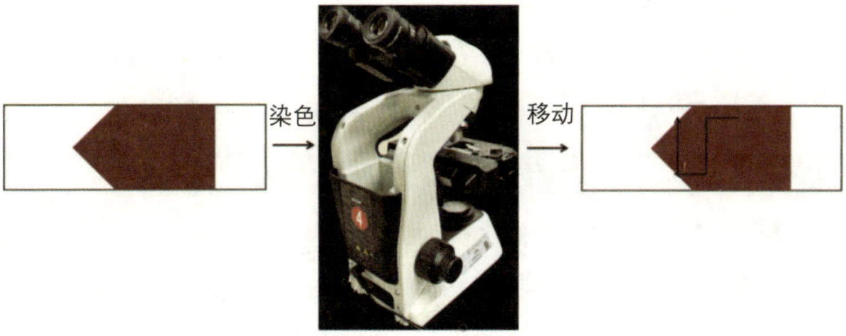

图 2.1　白细胞或骨髓有核细胞分类计数

第三节　血细胞形态学检验质量控制的基本要领

一、载玻片清洁环节的质量控制

用于制作血涂片和骨髓涂片的载玻片必须经过规范的清洁液浸泡、洗刷、清洗等处理，处理后应呈中性、无油腻、无划痕、洁净及干燥。

二、采集血液和骨髓液环节的质量控制

1.采血

采血应选择血液循环良好的部位，易操作，不能在有瘢痕、感染等部位采血，也不能过度挤压。

2.骨髓穿刺

（1）骨髓穿刺术前应做出血、凝血检查，有自发性皮下出血史、血友病史或凝血功能严重不良者禁忌做骨髓穿刺术。

（2）注射器及穿刺针必须干燥，以免发生溶血。

（3）骨髓穿刺操作时，穿刺针头进入骨质后，避免摆动过大，以免折断；胸骨穿刺用力不可过猛，以防穿透内侧骨板；如做细胞形态学检查抽取骨髓液的量不宜过多，否则会导致血液稀释；因为骨髓液中纤维蛋白含量很高，凝固很快，所以抽取骨髓液后应立即涂片，否则易导

致涂片有凝块或失败。

（4）术后应压迫止血，对有出血倾向者，防止骨膜下血肿形成或出血不止；术后 3 d 内，穿刺部位勿用水洗，防止感染。

三、血和骨髓涂片及染色环节的质量控制

（1）使用洁净载玻片时只能手持载玻片边缘，切勿用手触及载玻片表面，以保持载玻片清洁、干燥、中性、无油腻。

（2）制备血涂片或骨髓涂片时，应灵活控制推玻片与载玻片的夹角，根据血液、骨髓的黏稠程度而定，血液越浓、骨髓越黏稠，控制的角度相对越小；反之，则大。一般血涂片推玻片角度控制在 25°～45°之间，骨髓涂片推玻片角度控制在 25°～35°之间，且推骨髓片时移动推片的速度也较推血片慢。要求涂膜为楔形，长 × 宽约为 3 cm × 2 cm，表面光滑（由于骨髓涂膜有骨髓小粒、脂肪滴等所以粗糙），厚薄适宜，头、体、尾分明，两边留有小于 0.3 cm 的空隙。涂膜过厚，细胞易重叠；涂膜太薄，有核细胞多集中于尾部及边缘；涂膜的两侧及尾部未留空隙，则影响对某些异常细胞（大细胞或成堆细胞）的观察，还应特别注意，每次必须使用清洁的推片，以免异常细胞相互污染。

（3）涂片血膜或骨髓膜未干不能叠放、固定和染色，否则将导致细胞脱落。涂片在运送过程中严防涂膜擦伤、沾水和打碎等。

（4）涂片完毕，应立即标识患者唯一信息。

（5）瑞氏染液配制后放置的时间越长，染色效果越好。染色时，瑞氏染液不能沾水，吉姆萨染液不能直接混入瑞氏染液中，否则会导致被染涂片细胞溶解。

（6）配制磷酸盐缓冲液（pH 为 6.4 ～ 6.8）时应注意结晶水的含量，如不同，需要重新计算用量，否则会导致配制的磷酸盐缓冲液的 pH 不准而影响染色效果。

（7）用配制的吉姆萨与磷酸盐缓冲液混合染液时，无论用过与否，配制后超过 4 h 均应废弃。要求每天必须新鲜配制，重新更换。否则，混合染液偏酸，将严重影响染色效果。

（8）染色时间控制。应适当根据外周血白细胞数、血涂膜或骨髓涂膜厚薄程度、骨髓有核细胞增生程度及室内温度等控制染色时间，当外周血白细胞计数越高、血涂膜或骨髓涂膜越厚、骨髓有核细胞增生越好、室内温度偏低等，染色时间应相对延长；反之，则适当缩短。亦应根据不同病种适当

控制染色时间，如淋巴细胞白血病患者的白血病细胞易着色，染色时间应适当缩短，而慢性粒细胞白血病患者的白血病细胞数量多且不易着色，染色时间应明显延长。

四、观察血和骨髓涂片环节的质量控制

1.在油镜下观察白细胞形态

要随时旋转小螺旋调焦，注意观察血涂片中各种白细胞的核质结构、细胞质颗粒大小、染色和分布等特点。

2. 染色误差

染色偏碱或染色时间过长，可能将嗜中性颗粒误认为中毒颗粒，应注意全片各种细胞的染色情况。

3.注意浏览全片

特别要留意血涂片尾部及两侧边缘体积较大的细胞，如发现幼稚细胞，应在结果报告中加以描述。

4.区别不同类型细胞

含中毒颗粒的中性粒细胞应与嗜碱性粒细胞区别，其要点是嗜碱性粒细胞的核分叶常轮廓不清楚、染色较浅；细胞质颗粒着色深、呈紫黑色，大而不均匀，常在细胞边缘分布较多，亦可有少许覆盖于细胞核上。

5.能力培训

必须通过理论和实践培训，包括制片，识别正常血细胞、异常血细胞、寄生虫、细菌等，工作责任心亦尤为重要。

第四节 正常血细胞形态学

一、粒细胞系统

（一）原始粒细胞

原始粒细胞（图 2.2）的胞体直径为 10 ~ 20 μm，外形及细胞核呈圆形或类圆形；细胞核占细胞的 2/3 以上，居中或略偏位；核染色质呈均匀细颗粒状；可见 2 ~ 5 个核仁，较小、清楚；细胞质的量少，呈天

蓝色，有透明感，无颗粒。

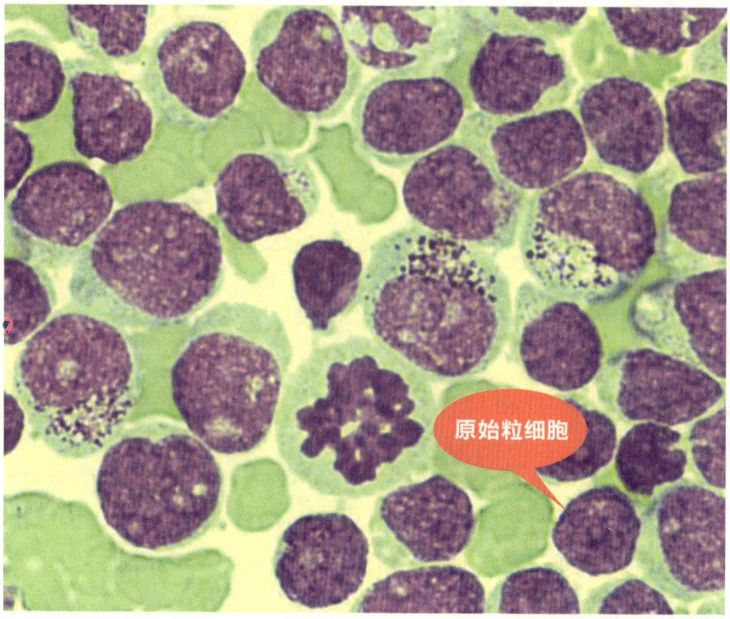

（a）

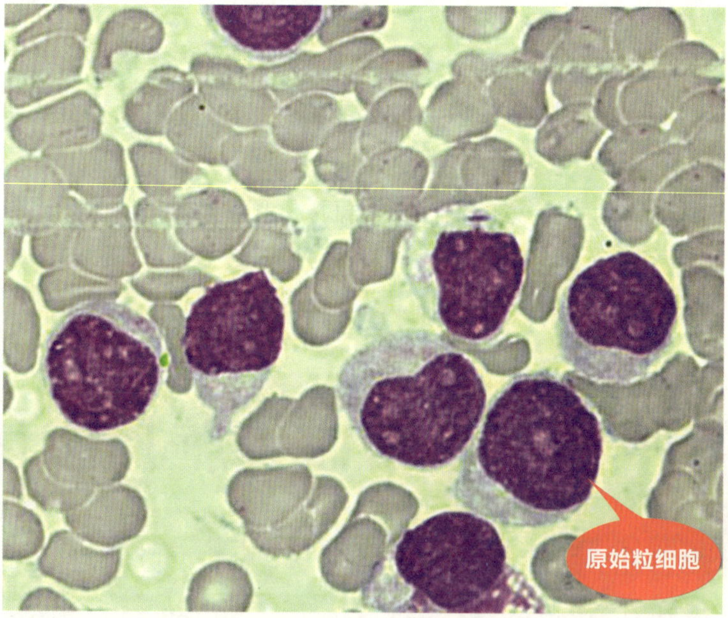

（b）

图 2.2　原始粒细胞（10×100）

（二）早幼粒细胞

早幼粒细胞（图 2.3）的胞体直径为 12 ~ 25 μm，胞体较原始粒细胞大；核染色质较原始粒细胞粗糙，染色质颗粒开始有聚集，核仁可见或消失；细胞质呈淡蓝色、蓝色或深蓝色，内含大小不等、形态不一的紫红色颗粒（即非特异性颗粒），细胞质边缘可见瘤状突起。

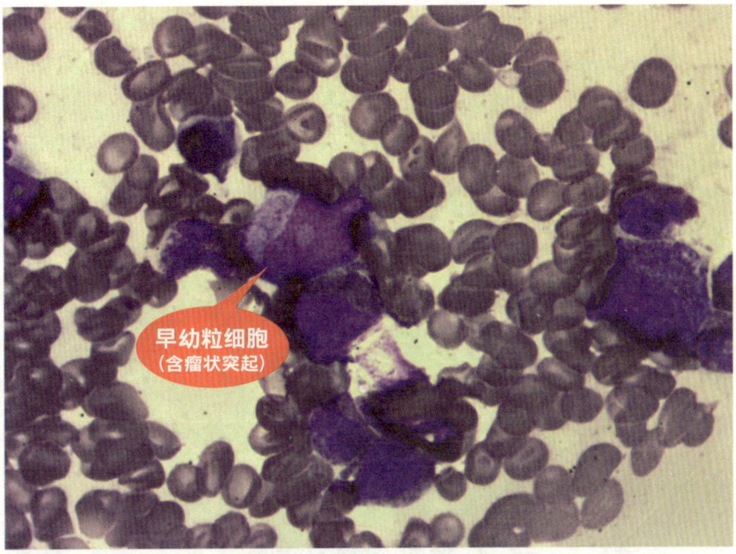

（a）

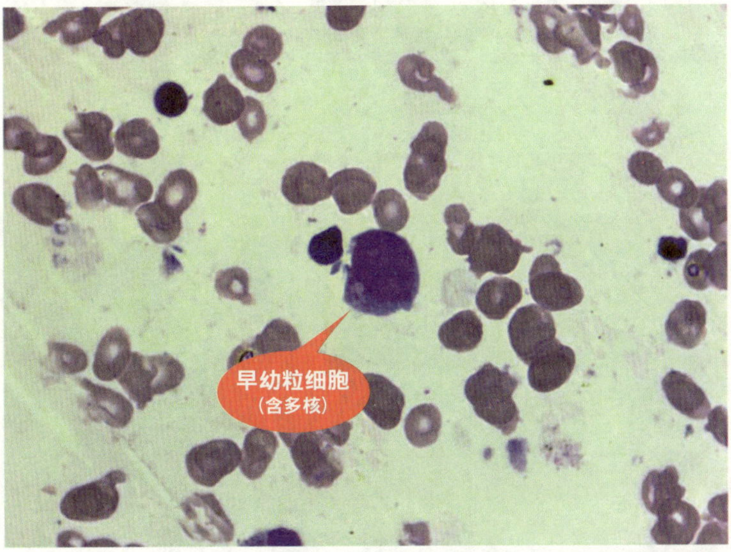

（b）

图 2.3　早幼粒细胞（10×100）

（三）中幼粒细胞

中幼粒细胞包含中性中幼粒细胞、嗜酸性中幼粒细胞和嗜碱性中幼粒细胞。

1.中性中幼粒细胞

中性中幼粒细胞（图 2.4）的胞体直径为 10 ~ 20 μm，外形呈圆形；细胞核呈椭圆形或一侧扁平，有凹陷，其凹陷程度常小于假设圆形细胞核直径的 1/2，细胞核常偏于一侧，占胞体的 1/2 ~ 2/3，核染色质聚集呈索状，核仁隐约可见或消失；细胞质的量多，呈淡红色或少数区域略偏蓝色，含大小一致的红色细小颗粒，即嗜中性特异性颗粒（至少有一个区域）。

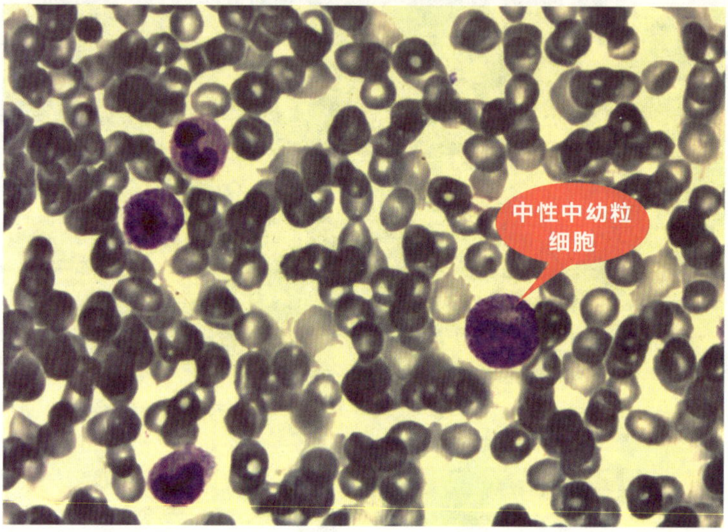

（a）

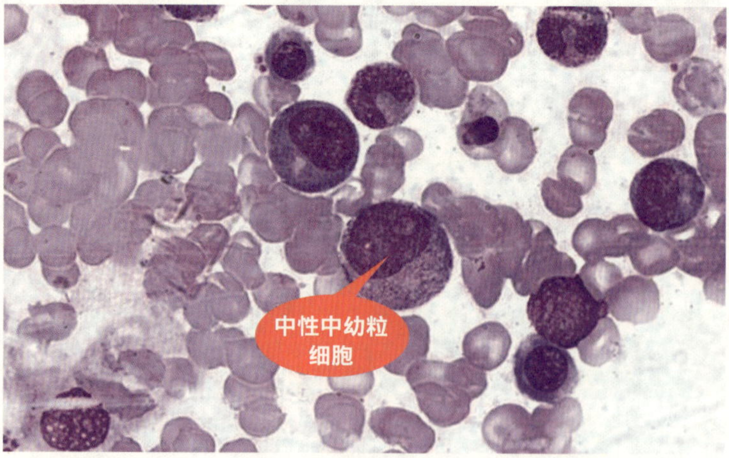

（b）

图 2.4 中性中幼粒细胞（10×100）

2.嗜酸性中幼粒细胞

嗜酸性中幼粒细胞（图 2.5）的胞体直径为 15 ~ 20 μm，细胞核与中性中幼粒细胞相似，细胞质内充满粗大而均匀、排列紧密、呈橘红色的嗜酸性特异性颗粒。

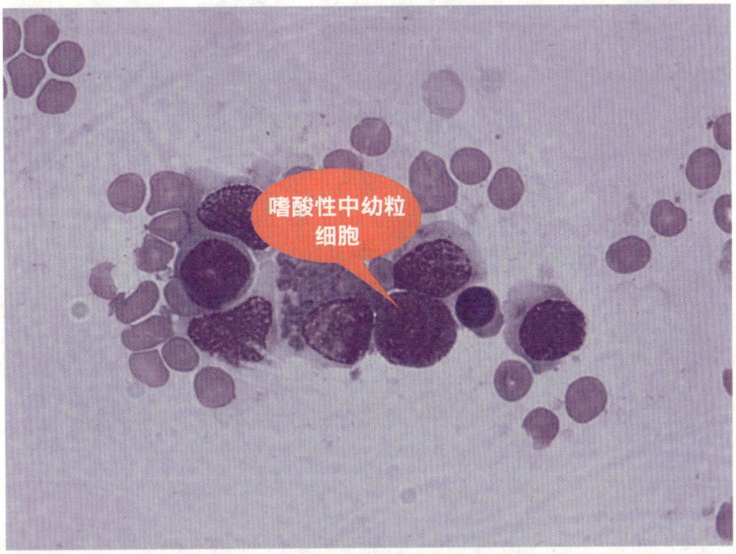

（a）

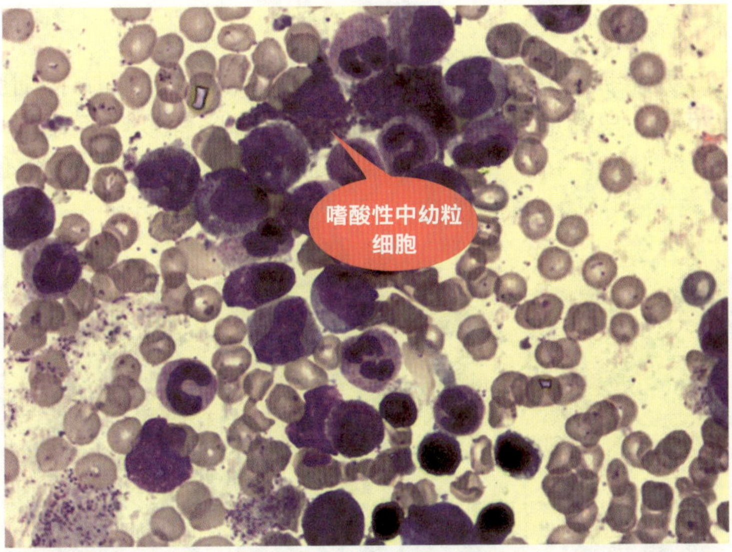

（b）

图 2.5　嗜酸性中幼粒细胞（10×100）

3.嗜碱性中幼粒细胞

嗜碱性中幼粒细胞（图 2.6）的胞体直径为 10 ~ 15 μm；细胞核呈圆形或椭圆形，但常轮廓不清，核染色质较模糊，无核仁；细胞质内及细胞核上含有排列零乱、大小不等、数量不多的紫黑色嗜碱性颗粒。

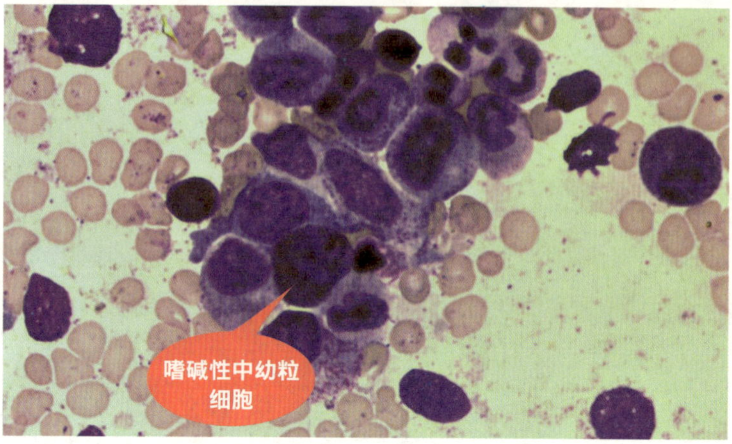

图 2.6 嗜碱性中幼粒细胞（10 × 100）

（四）晚幼粒细胞

晚幼粒细胞包含中性晚幼粒细胞、嗜酸性晚幼粒细胞和嗜碱性晚幼粒细胞。

1.中性晚幼粒细胞

中性晚幼粒细胞（图 2.7）的胞体直径为 10 ~ 16 μm；细胞核明显凹陷，呈肾形、马蹄形和半月形，但细胞核凹陷程度与假设圆形细胞核直径之比常为 1/2 ~ 3/4，核染色质粗糙而紧密，无核仁；细胞质的量多，呈浅红色，充满中性特异性颗粒。

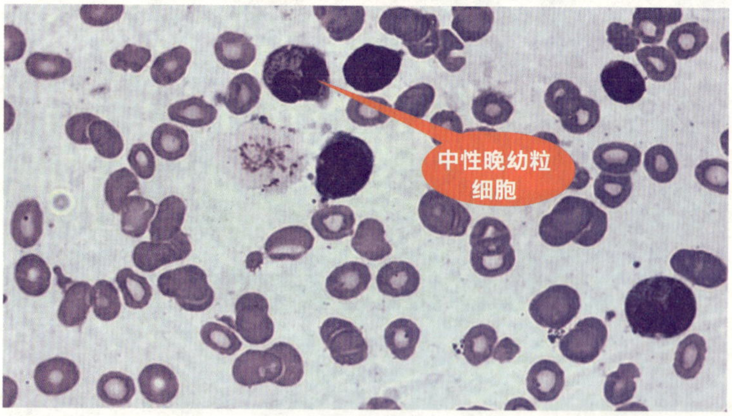

（a）核质比约为 3/4

图 2.7 中性晚幼粒细胞 （10 × 100）

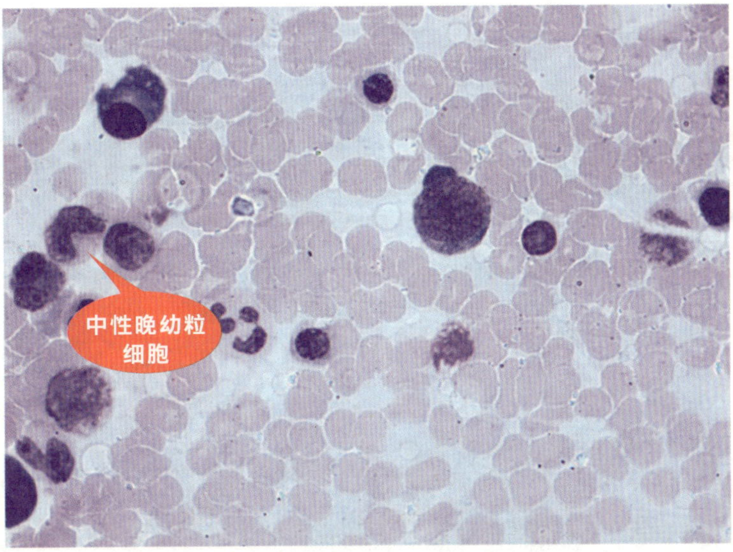

（b）核质比约为 1/2

续图 2.7

2.嗜酸性晚幼粒细胞

嗜酸性晚幼粒细胞（图 2.8）的胞体直径为 10 ~ 16 μm，细胞核的形状及结构与中性晚幼粒细胞相似，细胞质内充满橘红色、大小一致的嗜酸性特异性颗粒。

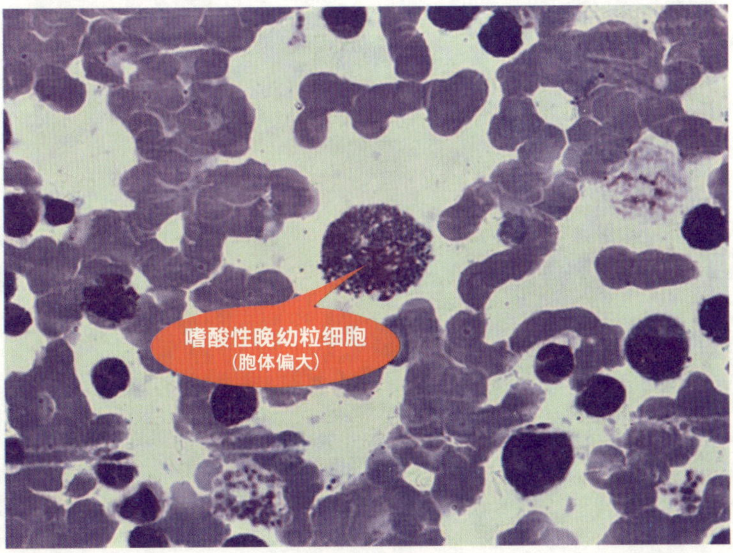

（a）

图 2.8 嗜酸性晚幼粒细胞 （10×100）

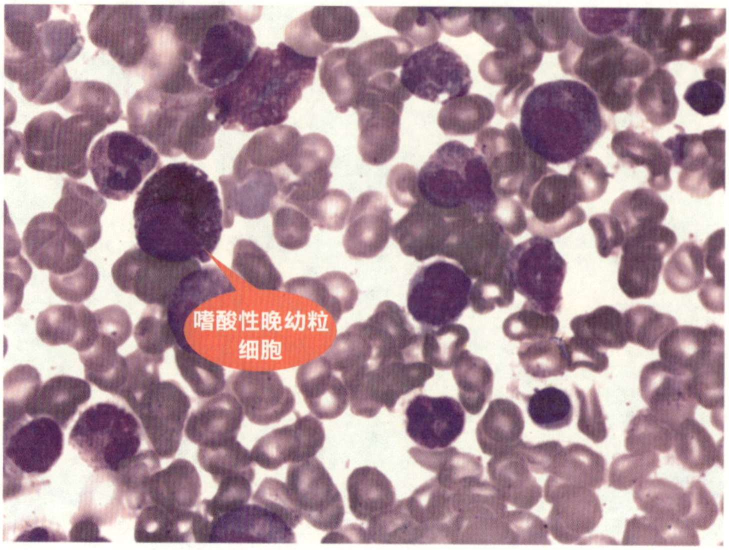

（b）

续图 2.8

3. 嗜碱性晚幼粒细胞

嗜碱性晚幼粒细胞（图 2.9）的胞体直径为 10 ~ 14 μm；细胞核固缩呈肾形，轮廓模糊；细胞质内及细胞核上含有排列零乱、大小不等、数量不多的紫黑色嗜碱性颗粒。

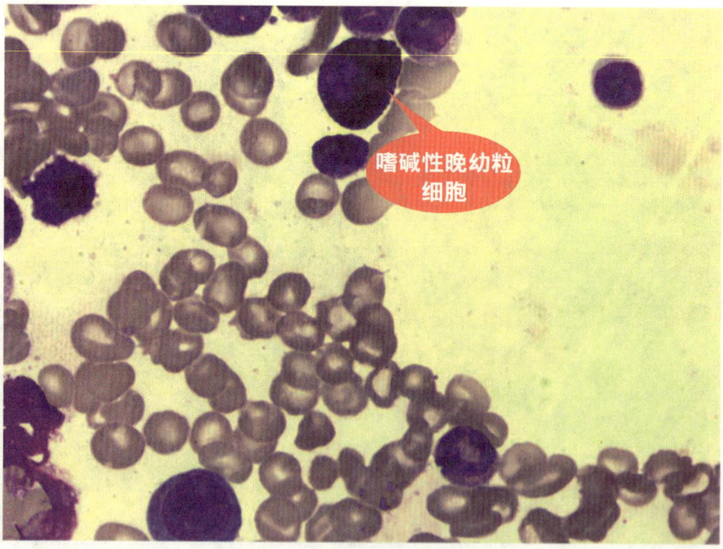

图 2.9　嗜碱性晚幼粒细胞（10×100）

（五）杆状核粒细胞

杆状核粒细胞包含中性杆状核粒细胞、嗜酸性杆状核粒细胞和嗜碱性杆状核粒细胞。

1. 中性杆状核粒细胞

中性杆状核粒细胞（图 2.10）的胞体直径为 10 ~ 15 μm；细胞核凹陷程度超过假设直径的 1/2，核径最窄处大于最宽处 1/3 以上，呈带状弯曲，核染色质粗糙呈块状；细胞质内充满中性特异性颗粒。

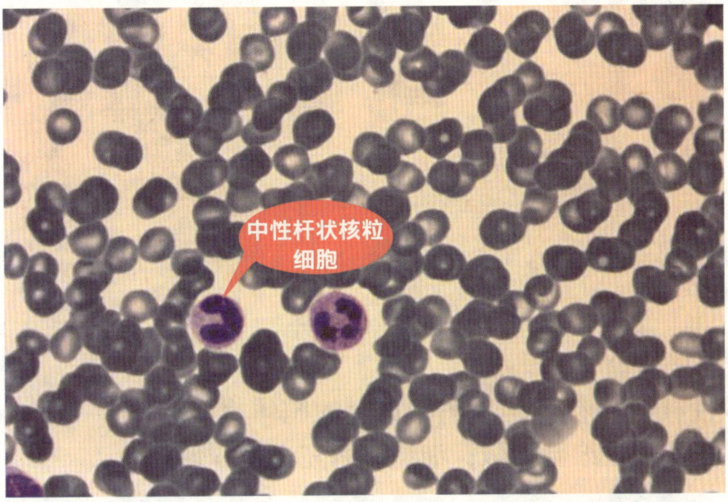

（a）

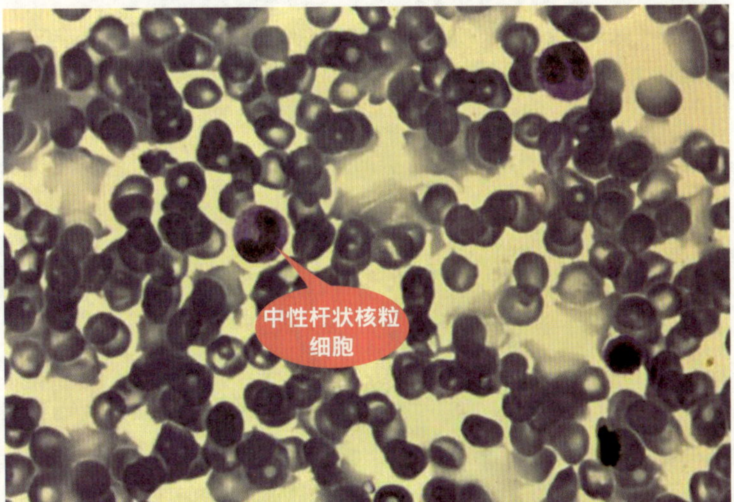

（b）

图 2.10　中性杆状核粒细胞　（10 × 100）

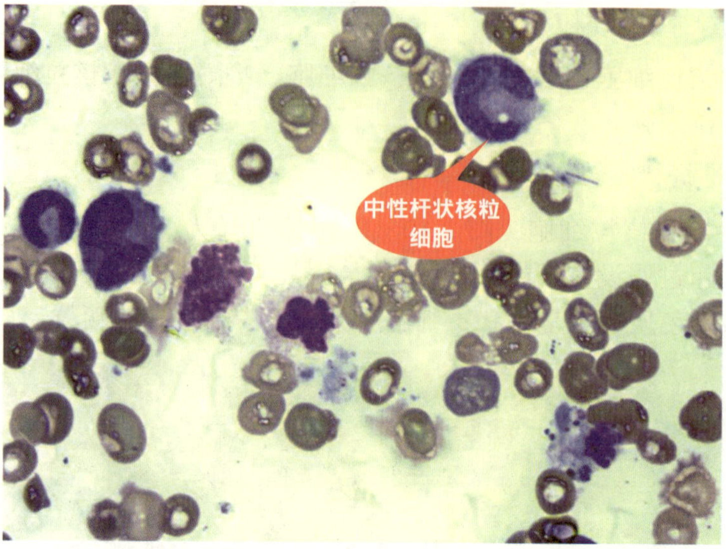

（c）

续图 2.10

2.嗜酸性杆状核粒细胞

嗜酸性杆状核粒细胞（图 2.11）的胞体直径为 11 ~ 16 μm，细胞核与中性杆状核粒细胞相似，细胞质内充满嗜酸性颗粒。

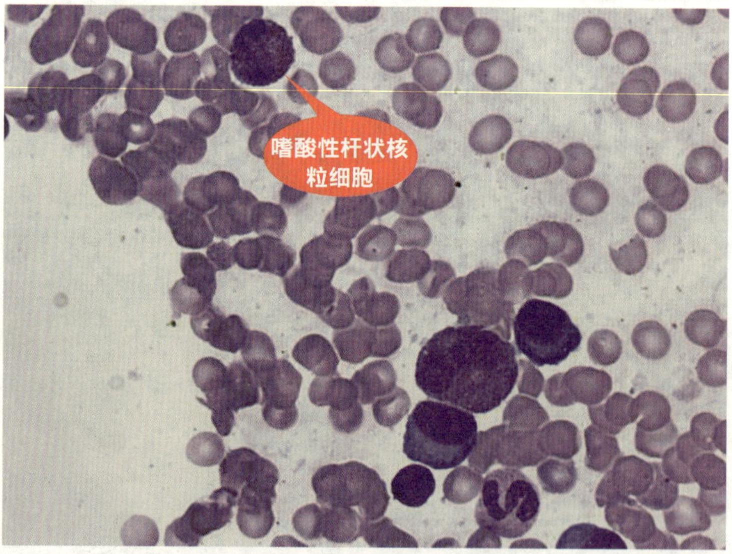

图 2.11　嗜酸性杆状核粒细胞　（10×100）

3.嗜碱性杆状核粒细胞

嗜碱性杆状核粒细胞（图 2.12）的胞体直径为 10 ~ 12 μm，细胞核呈模糊杆状，细胞质内及细胞核上分布有少量嗜碱性颗粒。

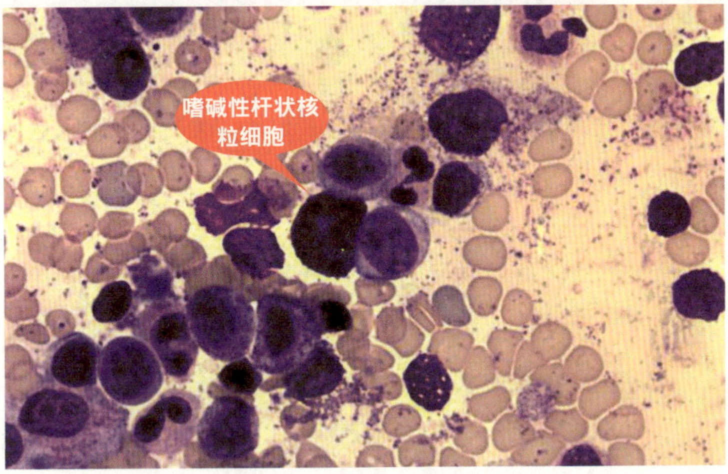

图 2.12　嗜碱性杆状核粒细胞（10×100）

（六）分叶核粒细胞

分叶核粒细胞包含中性分叶核粒细胞、嗜酸性分叶核粒细胞和嗜碱性分叶核粒细胞。

1.中性分叶核粒细胞

中性分叶核粒细胞（图 2.13）的胞体直径为 10 ~ 14 μm；细胞核呈分叶状，2 ~ 5 叶；细胞质内含淡红色、均匀的细小颗粒。

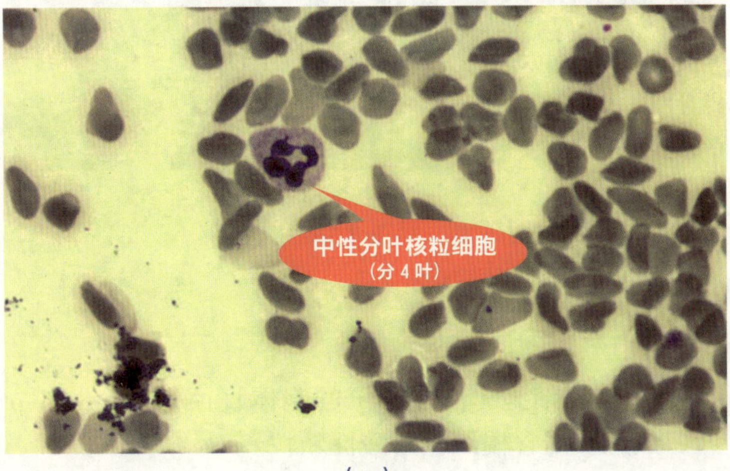

（a）

图 2.13　中性分叶核粒细胞（10×100）

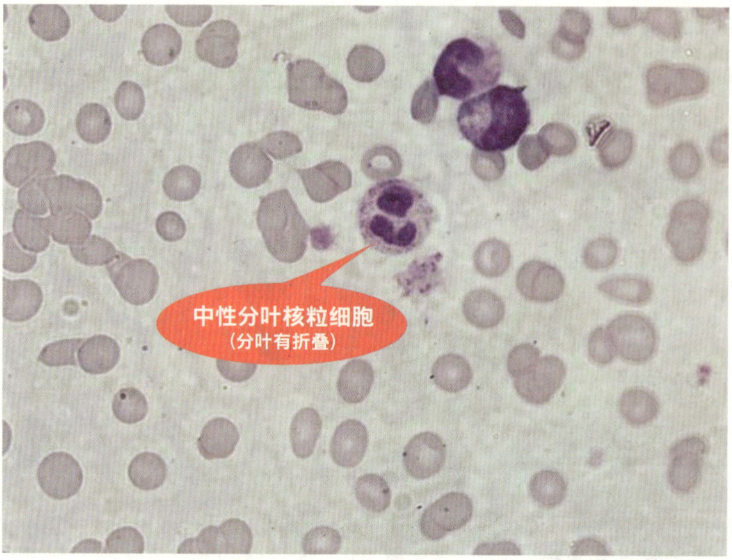

（b）

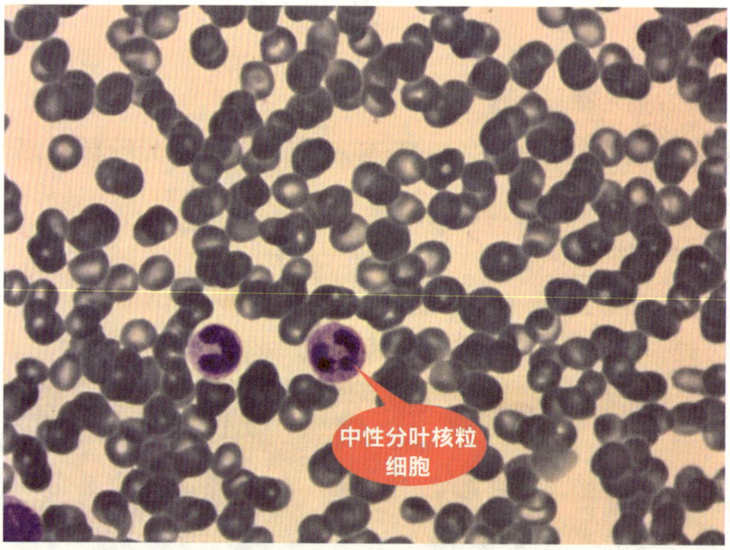

（c）

续图 2.13

2.嗜酸性分叶核粒细胞

嗜酸性分叶核粒细胞（图 2.14）的胞体直径为 11 ~ 16 μm，细胞核常分 2 叶，细胞质内含橘红色嗜酸性颗粒。

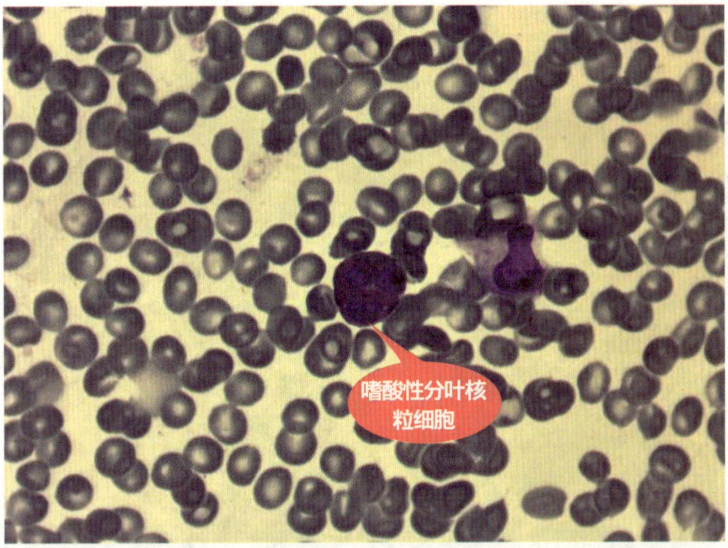

（a）

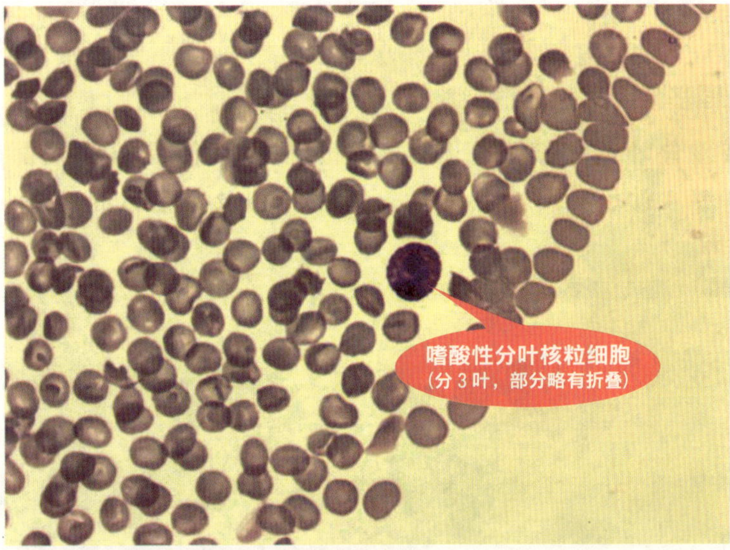

（b）

图 2.14　嗜酸性分叶核粒细胞（10×100）

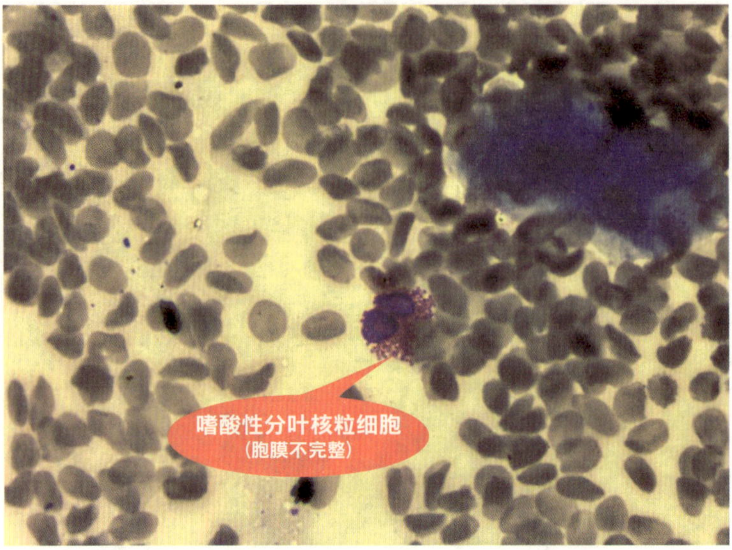

(c)

续图 2.14

3.嗜碱性分叶核粒细胞

嗜碱性分叶核粒细胞（图 2.15）的胞体直径为 10 ~ 12 μm，细胞核分 3 ~ 4 叶或分叶看不清楚，细胞质内及核上分布有少量嗜碱性颗粒。

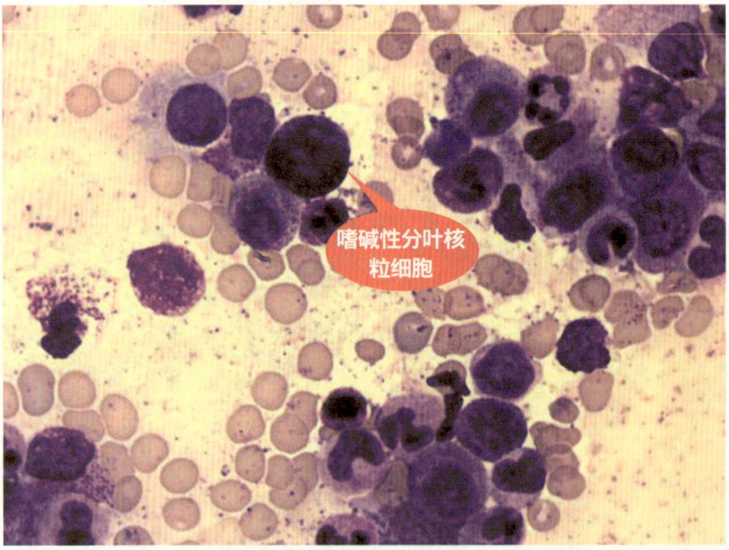

图 2.15　嗜碱性分叶核粒细胞　(10×100)

二、红细胞系统

（一）原始红细胞

原始红细胞（图 2.16）的胞体直径为 15 ～ 25 μm，呈圆形或椭圆形，边缘常呈钝角状或瘤状突起；细胞核呈圆形，居中或偏位，约占细胞体积的 4/5；核染色质呈颗粒状，较原始粒细胞粗糙而密集，可见 1 ～ 3 个核仁，大小不等，形状不规则，呈浅蓝色或暗蓝色；细胞质的量少，呈深蓝色、不透明，有油画蓝感，无颗粒。

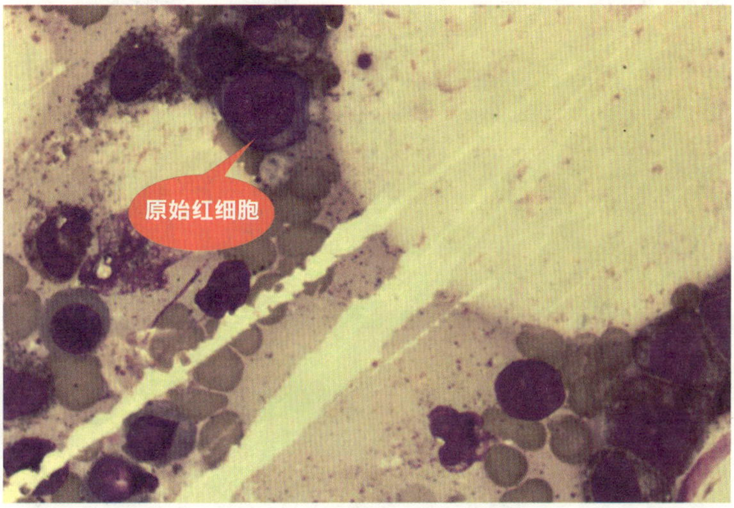

（a）染色偏酸性，有核仁

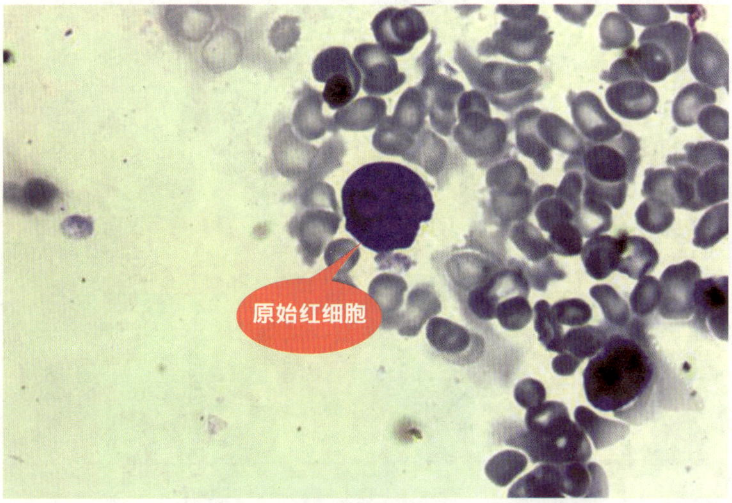

（b）含瘤状突起

图 2.16　原始红细胞（10×100）

（二）早幼红细胞

早幼红细胞（图 2.17）的胞体直径为 10 ~ 18 μm；细胞核呈圆形或椭圆形，占细胞体积的 2/3 以上；核染色质颗粒有聚集现象，较原始红细胞粗糙，核仁模糊或消失；细胞质的量增多，呈不透明蓝色或深蓝色，边缘可见瘤状突起。

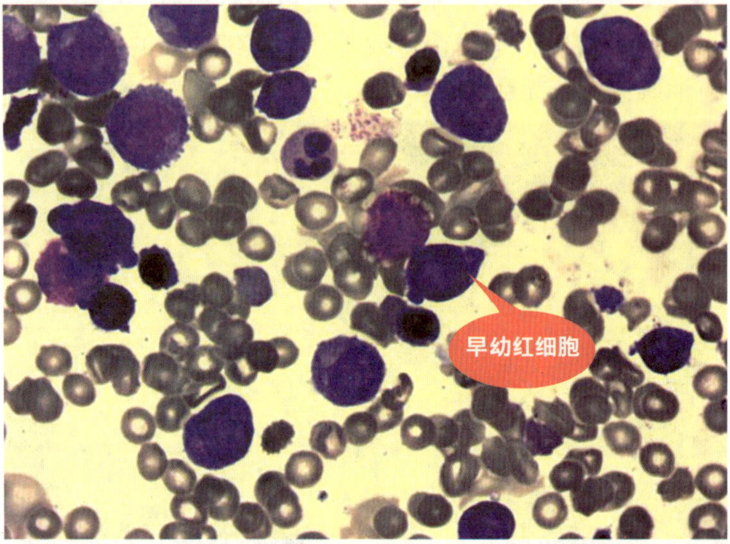

（a）

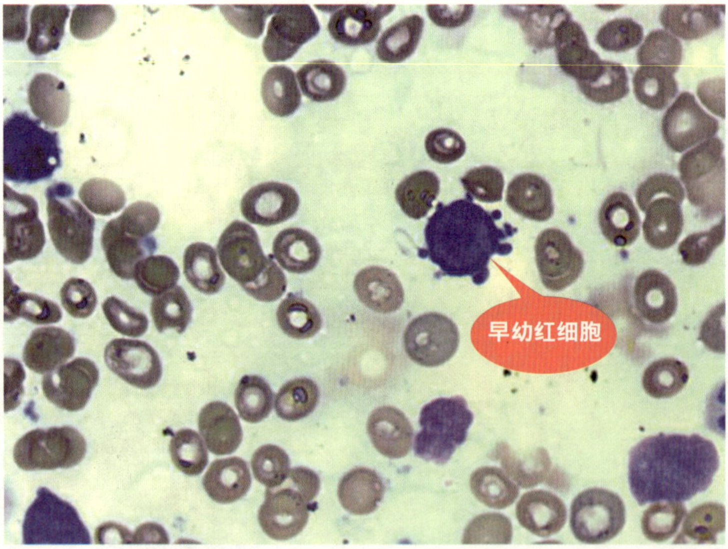

（b）

图 2.17　早幼红细胞　（10 × 100）

（三）中幼红细胞

中幼红细胞（图 2.18）的胞体直径为 8 ～ 15 μm；细胞核呈圆形，约占细胞体积的 1/2；核染色质凝聚呈细条索状或块状，中间有明显空隙，如压碎饼干样或打碎墨砚感，无核仁；细胞质的量相对较多，由于细胞质内已合成不等量的血红蛋白，常呈不同程度的嗜多色性。

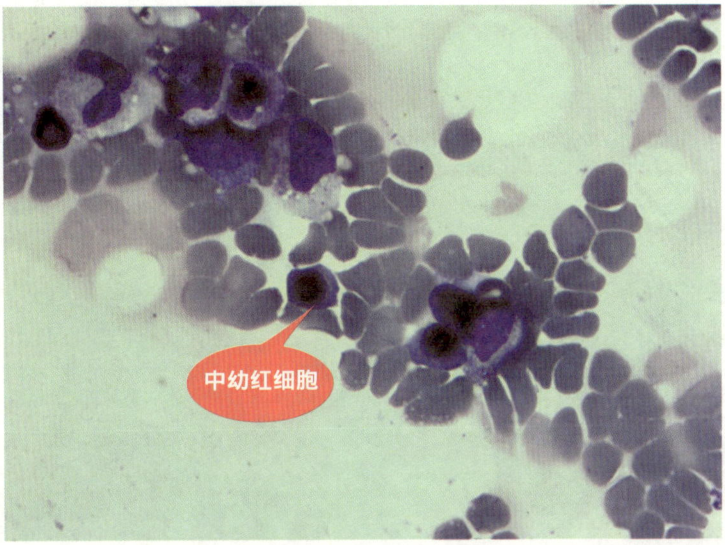

（a）

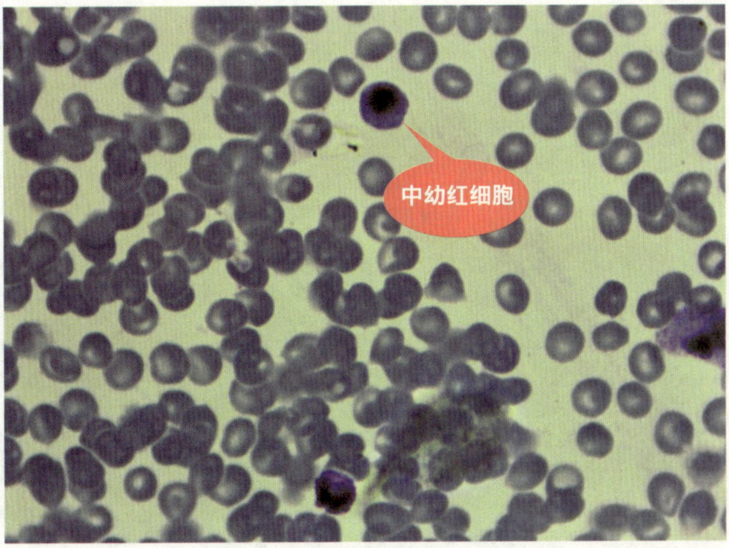

（b）

图 2.18　中幼红细胞　（10×100）

（四）晚幼红细胞

晚幼红细胞（图 2.19）的胞体直径为 7 ~ 10 μm；细胞核呈圆形，居中或偏位，占细胞体积的 1/2 以下；核染色质致密聚集成结构不清晰的紫黑色团块状，无核仁；细胞质的量较多，因已合成大量血红蛋白，常呈浅灰红色或浅红色 。

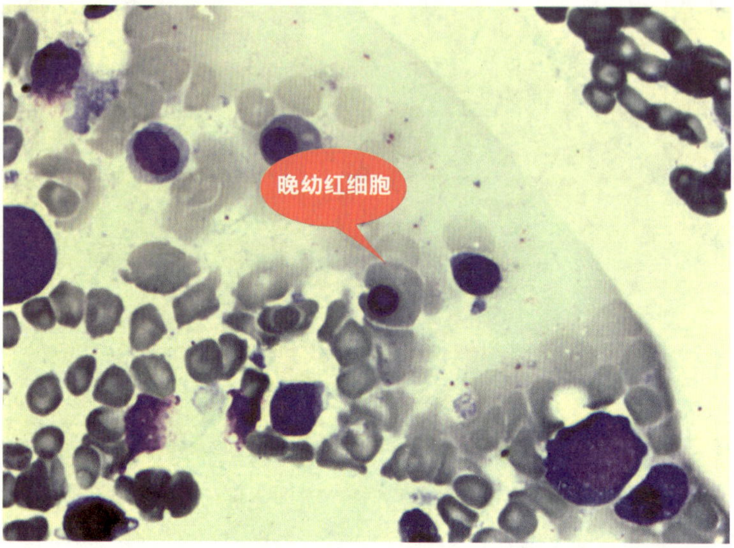

（a）

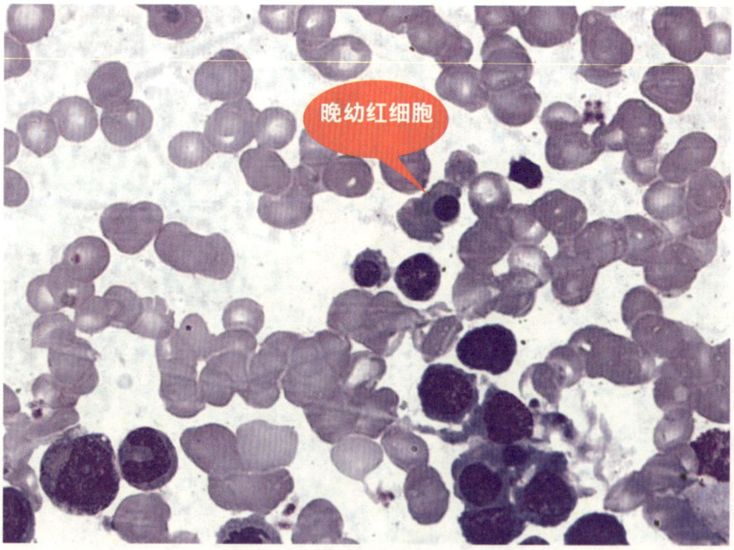

（b）

图 2.19　晚幼红细胞（10×100）

（五）嗜多色性红细胞和网织红细胞

胞体直径为 7.2 ~ 7.5 μm，为晚幼红细胞刚脱核而成，是尚未完全成熟的红细胞，经瑞氏-吉姆萨染色后为嗜多色性，故称为嗜多色性红细胞（图 2.20）；嗜多色性红细胞如经煌焦油蓝活体染色后，可将该细胞的部分细胞质染成蓝色细颗粒状或蓝色线状或蓝色网织状结构，即称网织红细胞（图 2.21）。

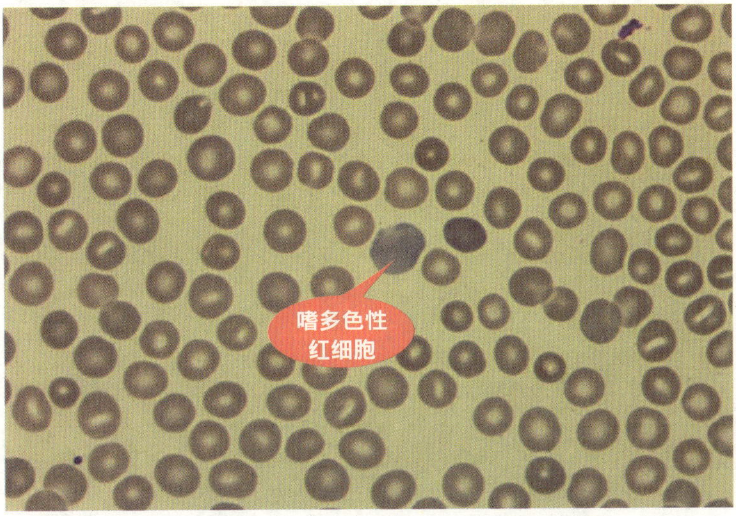

（a）胞体较大，染色均一，呈淡紫色

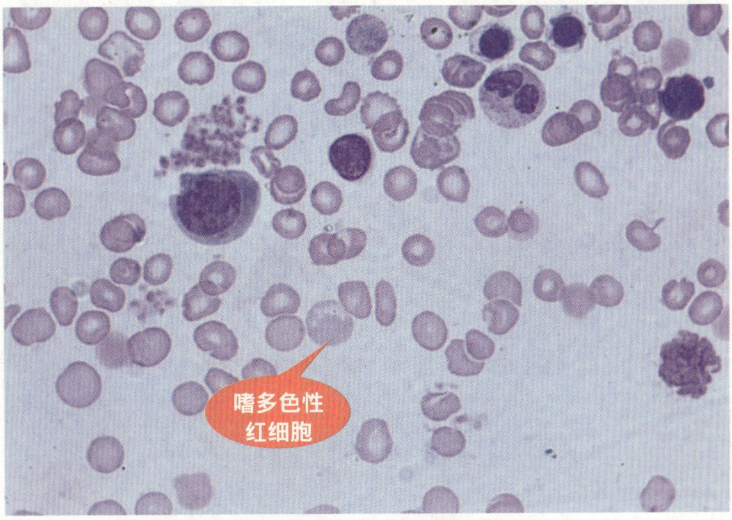

（b）胞体大小与成熟红细胞大小相似，染色不均一

图 2.20　嗜多色性红细胞（10×100）

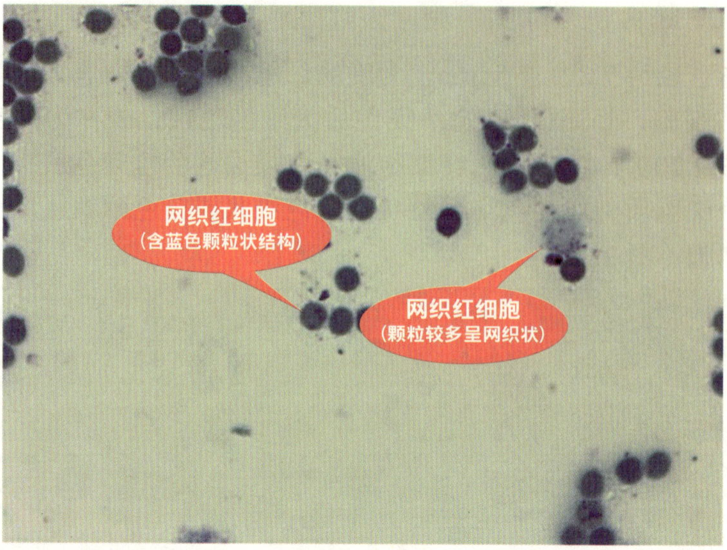

(a)

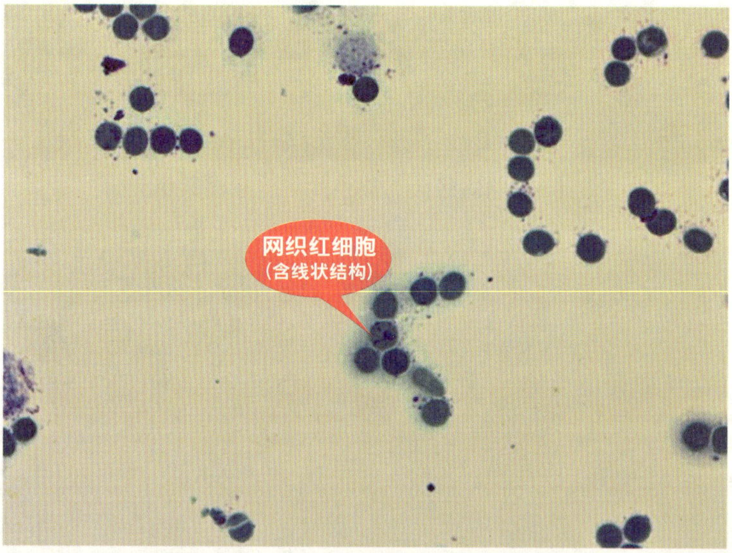

(b)

图 2.21 网织红细胞 (10×100)

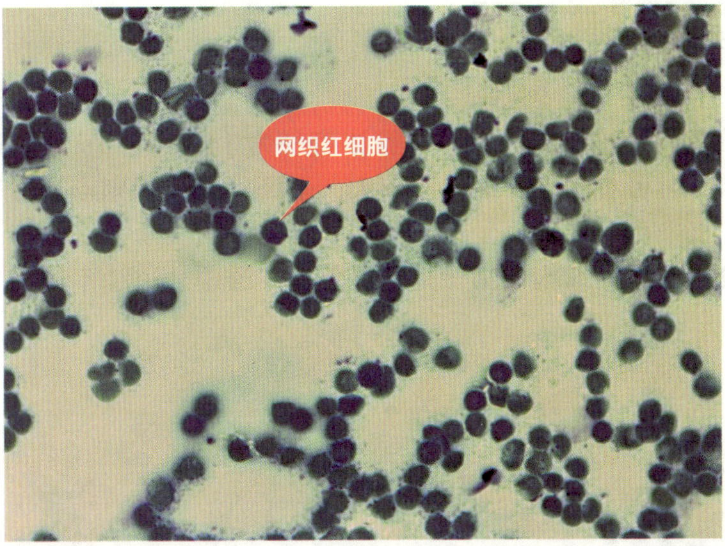

（c）

续图 2.21

（六）正常红细胞

正常红细胞（图 2.22）的平均直径为 7.2 μm，呈双面微凹的圆盘状，中央较薄且染色浅，边缘较厚且染色深，呈粉红色，无细胞核。

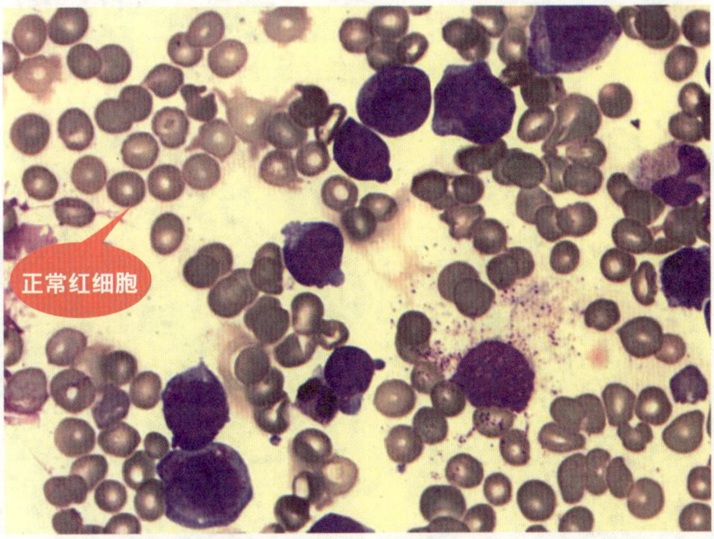

图 2.22　正常红细胞（10×100）

三、单核细胞系统

（一）原始单核细胞

原始单核细胞（图 2.23）的胞体直径为 14 ~ 25 μm，呈圆形或不规则形，有时可有伪足；细胞核较大，呈圆形或不规则形，可有扭曲、折叠状；核染色质纤细，呈松散细网状结构，可见 1 ~ 3 个核仁；细胞质的量较其他原始细胞丰富，呈灰蓝色，不透明，边缘不规则或有伪足状突起。

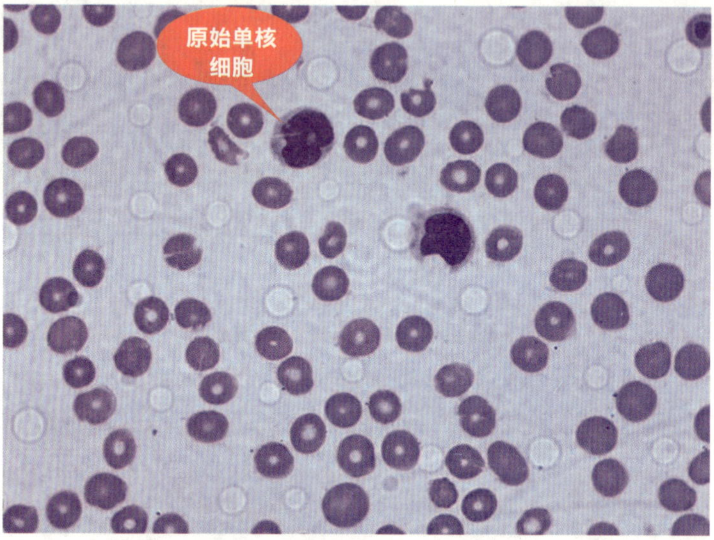

（a）细胞核扭曲，呈葫芦状

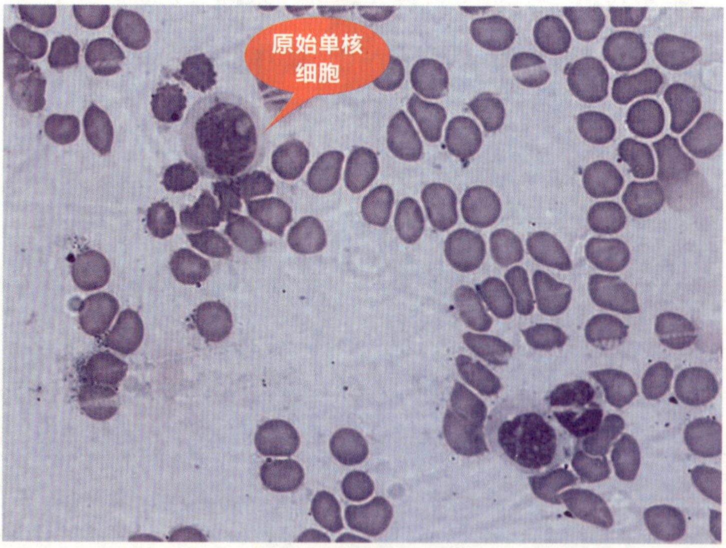

（b）核染色质松散

图 2.23　原始单核细胞（10 × 100）

（二）幼稚单核细胞

幼稚单核细胞（图 2.24）的胞体直径为 15 ~ 25 μm，呈圆形或不规则形，有时可有伪足；细胞核呈圆形或不规则形，易见扭曲、凹陷、切迹等改变；核染色质较原始单核细胞粗糙、松散，核仁可有可无；细胞质呈浅灰蓝色，不透明，可见细小紫红色颗粒。

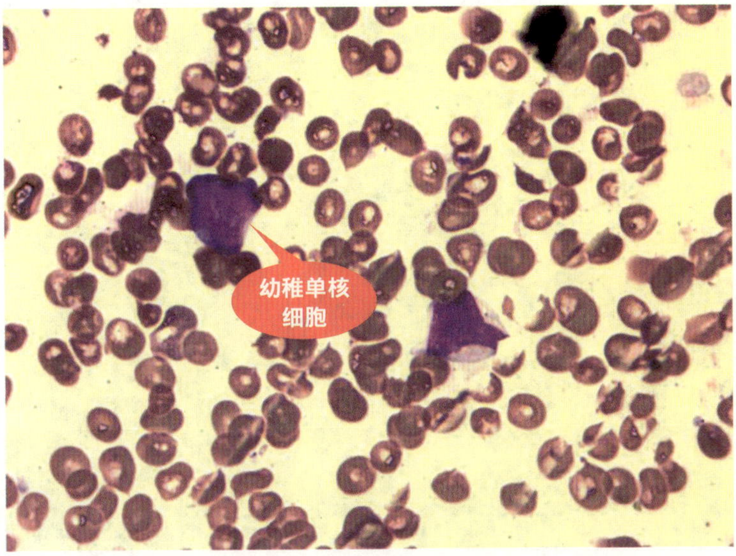

（a）细胞核形状不规则

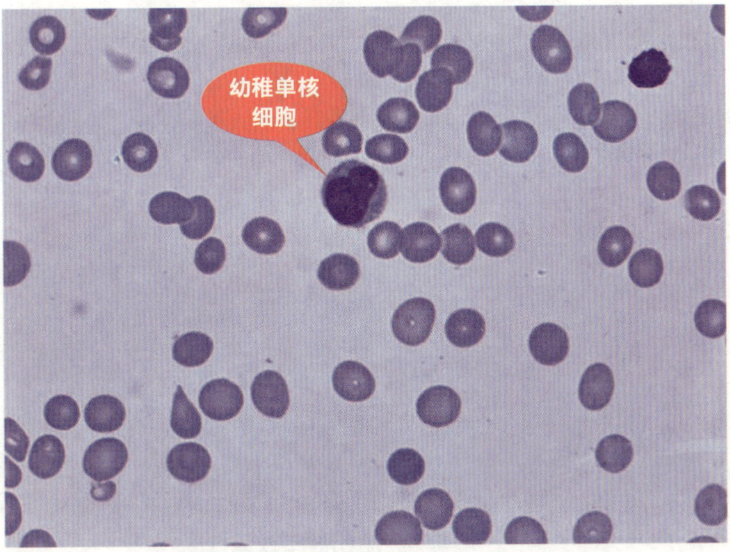

（b）细胞核呈折叠状，核染色质粗糙

图 2.24　幼稚单核细胞　（10×100）

（三）单核细胞

单核细胞（图 2.25）的胞体直径为 12 ~ 20 μm，呈圆形或不规则形，可见伪足；细胞核形态常不规则，有肾形、马蹄形、“S”形、分叶状、笔架形等；核染色质松散，呈丝网状或条纹状，无核仁；细胞质的量较多，呈灰蓝色，不透明，可见细小红色颗粒。

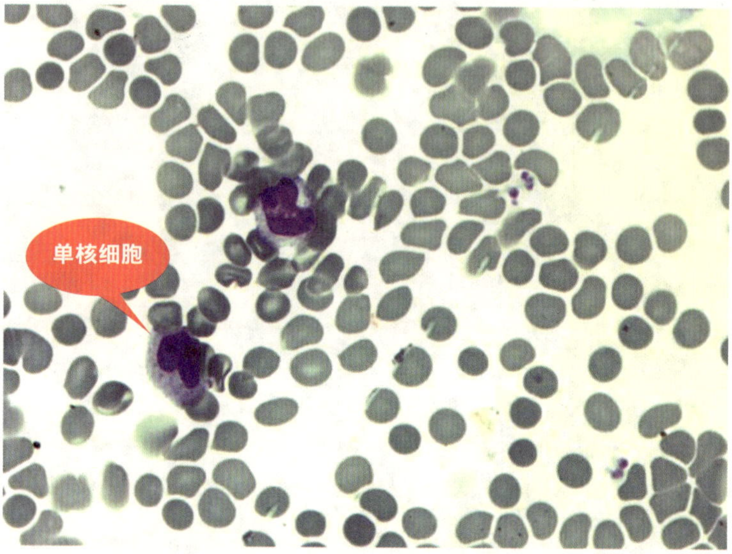

（a）细胞核呈马蹄形，细胞质不透明，呈灰蓝色

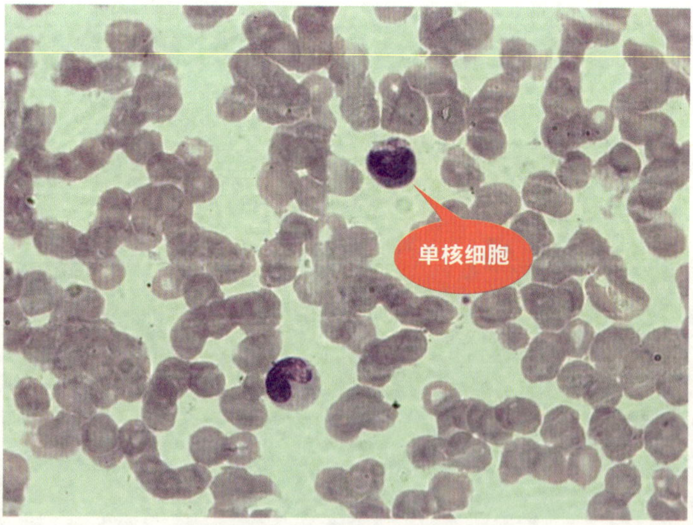

（b）核染色质松散呈丝网状

图 2.25　单核细胞　（10 × 100）

四、淋巴细胞系统

（一）原始淋巴细胞

原始淋巴细胞（图 2.26）的胞体直径为 10 ~ 18 μm，呈圆形或椭圆形；细胞核呈圆形或椭圆形或类圆形；核染色质呈细颗粒状，可见 1 ~ 2 个核仁；细胞质的量少，呈蓝色，近细胞核外可有透明区，无颗粒。

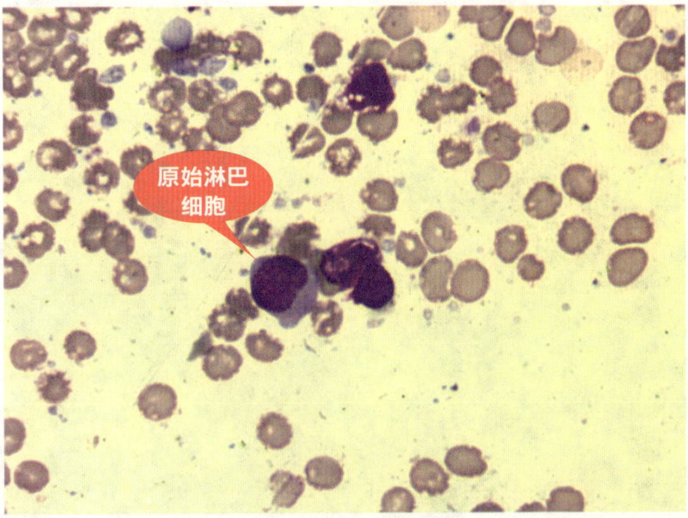

（a）核染色质呈颗粒状

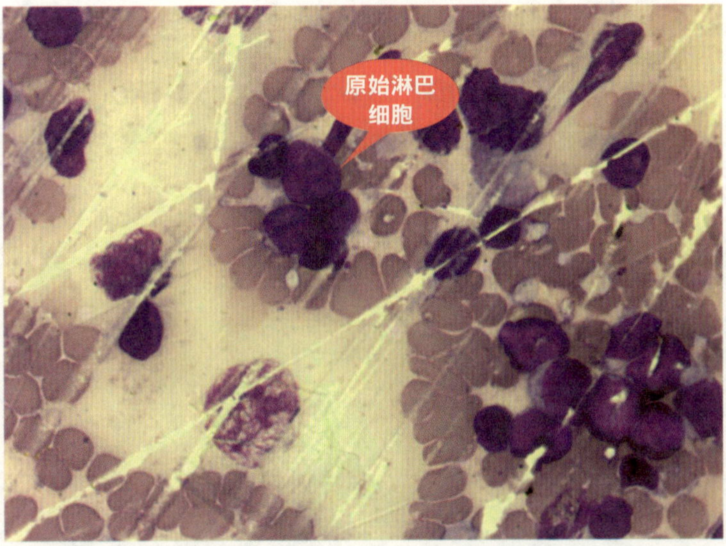

（b）细胞质透明，有核仁

图 2.26　原始淋巴细胞（10×100）

（二）幼稚淋巴细胞

幼稚淋巴细胞（图 2.27）的胞体直径为 10 ~ 16 μm，呈圆形或类圆形；细胞核亦呈圆形或类圆形；核染色质仍较细致，但比原始淋巴细胞粗糙，核仁可有可无；细胞质的量较少，呈淡蓝色或蓝色，偶见少许紫红色颗粒。

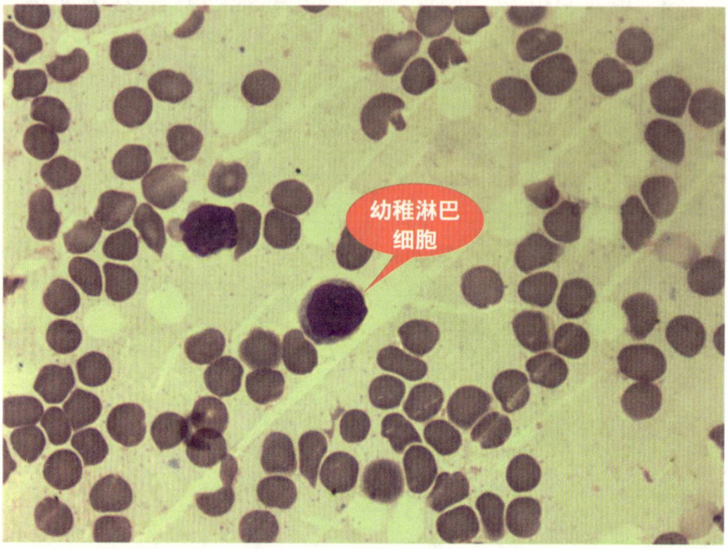

（a）

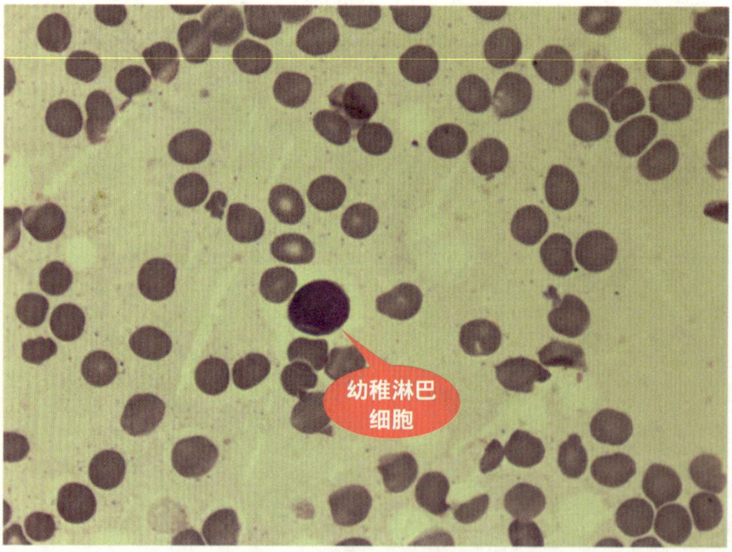

（b）

图 2.27　幼稚淋巴细胞（10×100）

（三）淋巴细胞

1. 大淋巴细胞

大淋巴细胞（图 2.28）的胞体直径为 12 ~ 15 μm，呈圆形或类圆形；细胞核呈椭圆形，常偏于一侧；核染色质紧密而均匀；细胞质的量相对较多，呈淡蓝色，透明，可有少量大小不等的紫红色嗜天青颗粒 。

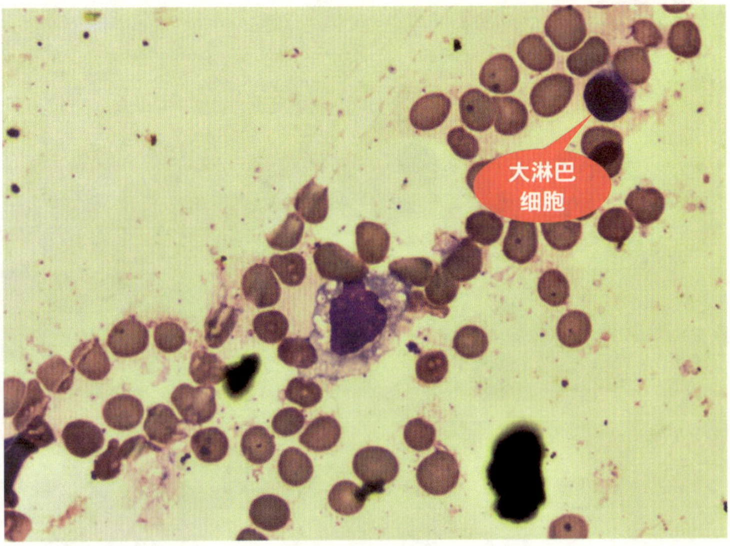

（a）

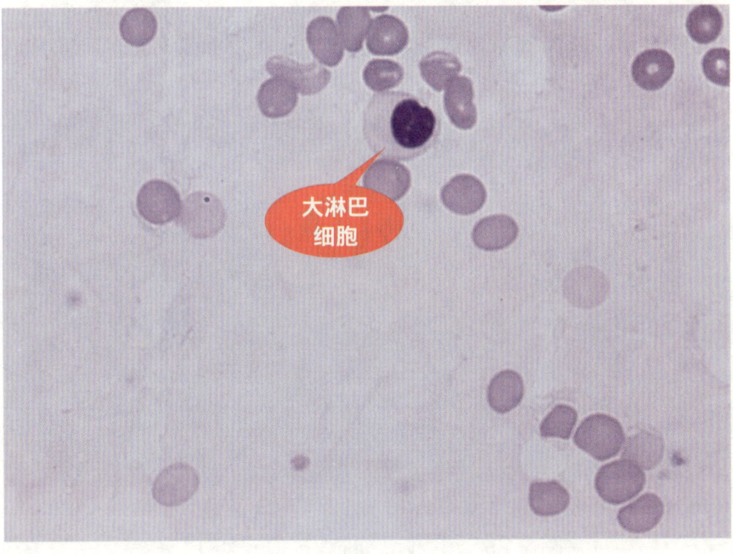

（b）

图 2.28　大淋巴细胞 （10 × 100）

2. 小淋巴细胞

小淋巴细胞（图 2.29）的胞体直径为 6 ~ 9 μm，呈圆形或类圆形；细胞核相对较小，呈圆形或类圆形；核染色质紧密呈大块状；细胞质的量少，呈浅蓝色，常无颗粒，有时细胞质的量极少，颇似裸核。

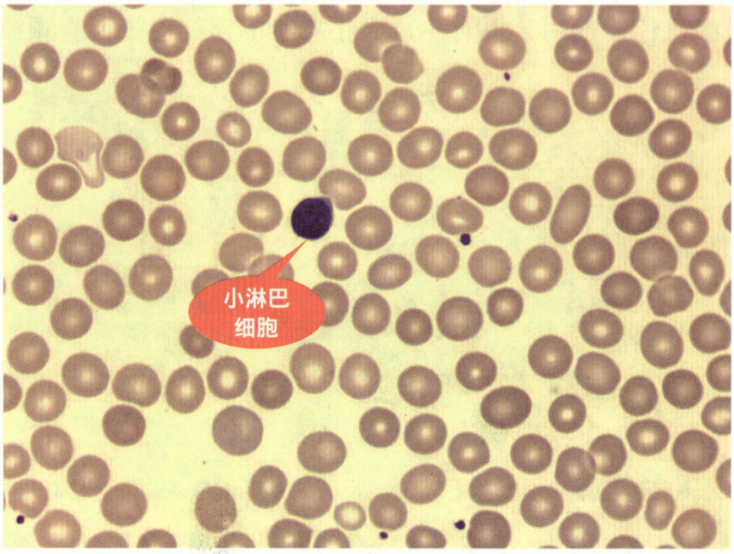

（a）

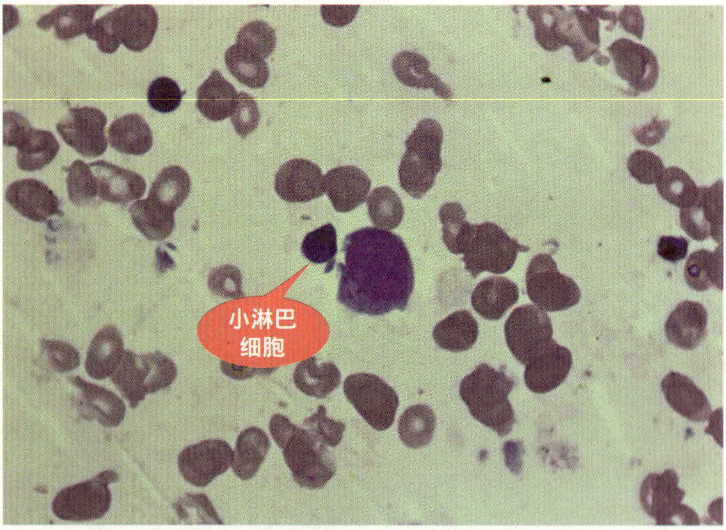

（b）

图 2.29　小淋巴细胞（10 × 100）

五、浆细胞系统

（一）原始浆细胞

原始浆细胞（图 2.30）的胞体直径为 14 ~ 18 μm，呈圆形或椭圆形；细胞核呈圆形，占胞体的 2/3 以上，居中或偏位；核染色质呈粗颗粒网状，可见 2 ~ 5 个核仁；细胞质的量多，呈深蓝色，不透明，无颗粒，有空泡。

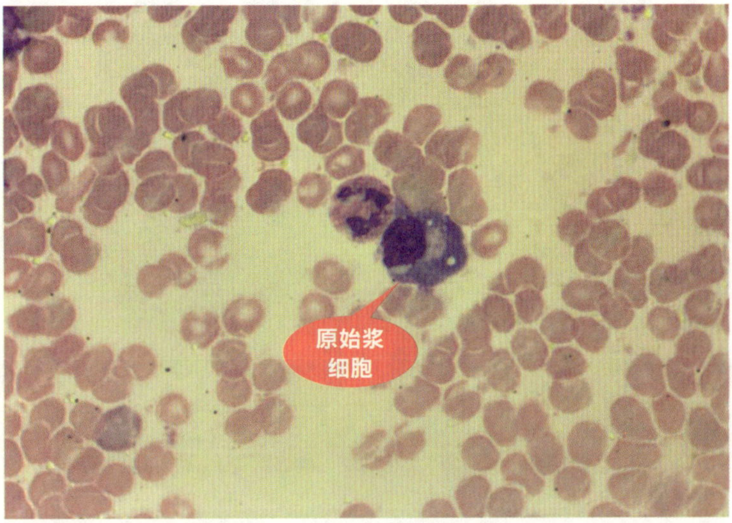

（a）核偏位，细胞质呈深蓝色，可见核仁

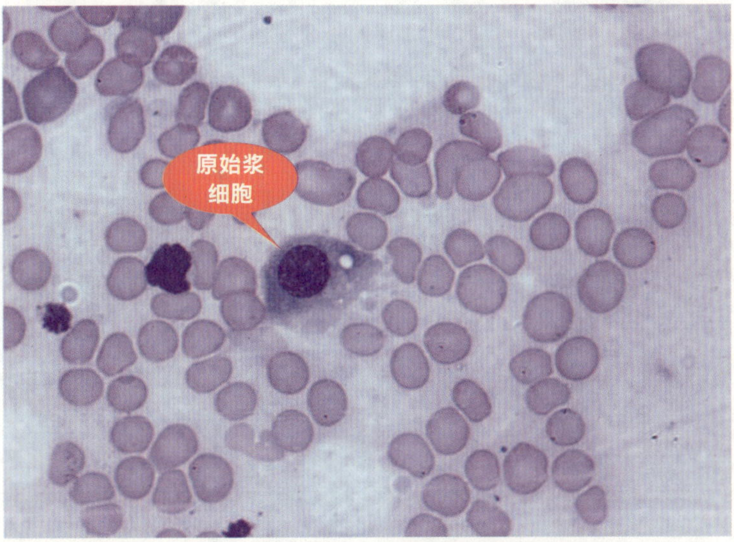

（b）核较居中，细胞质空泡较少

图 2.30　原始浆细胞（10×100）

（二）幼稚浆细胞

幼稚浆细胞（图 2.31）的胞体直径为 12 ～ 16 μm，常呈椭圆形；细胞核呈圆形或椭圆形，占胞体的 1/2，居中或偏位；核染色质较原始浆细胞粗糙紧密，核仁模糊或消失；细胞质的量多，呈深蓝色或紫蓝色或呈蓝色火焰状，不透明，有时可有空泡及少数紫红色颗粒。

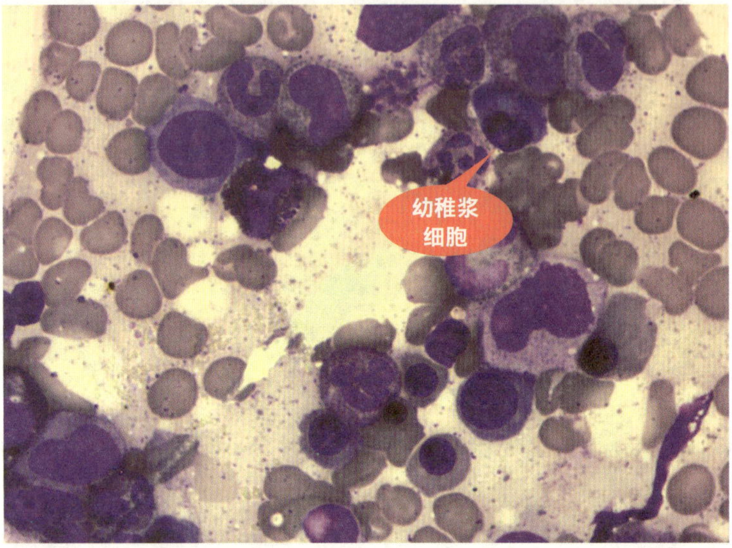

（a）

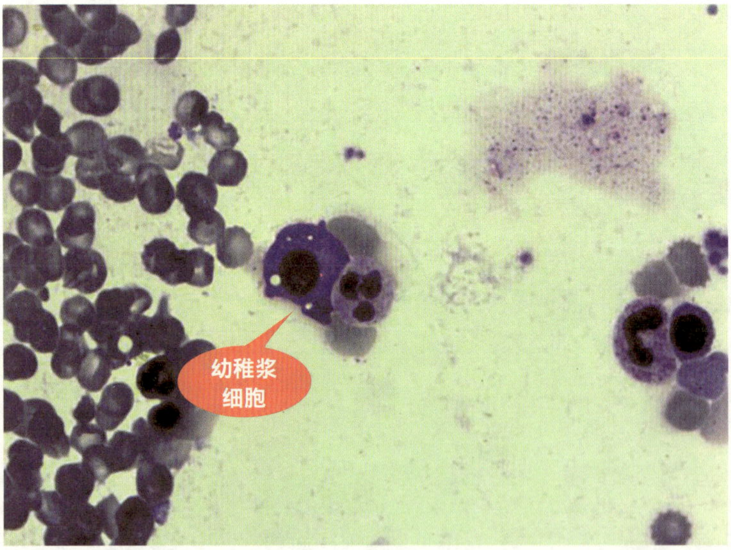

（b）

图 2.31　幼稚浆细胞（10×100）

（三）浆细胞

浆细胞（图 2.32）的胞体直径为 8 ～ 15 μm，常呈椭圆形；细胞核呈圆形，占胞体的 1/3 以下，常偏于一侧；核染色质聚集呈块状，常排列成车轮状，无核仁；细胞质的量丰富，呈蓝色或紫蓝色，不透明，有时有泡沫感，细胞质内可有小空泡和（或）少量紫红色颗粒。

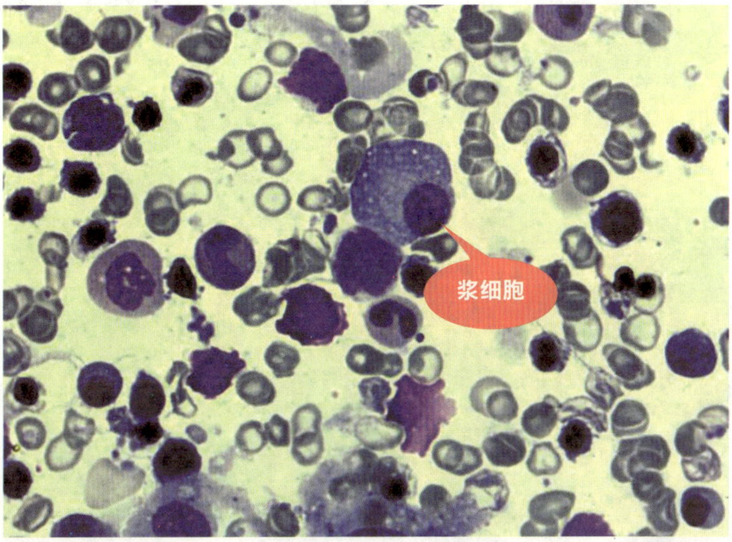

（a）

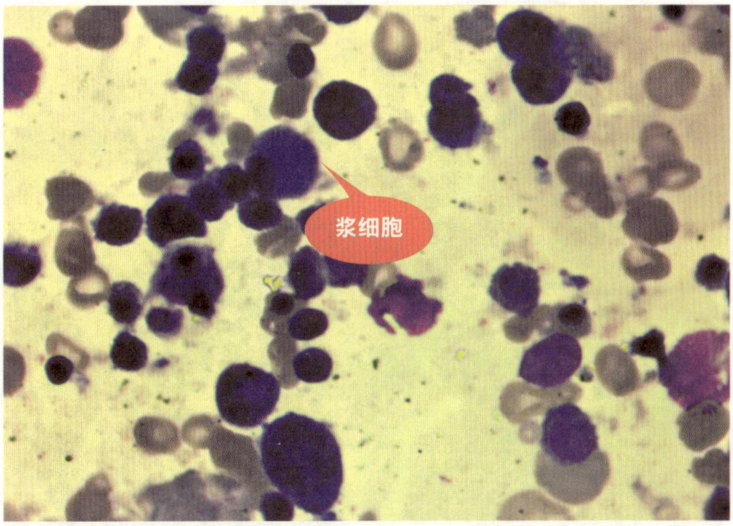

（b）

图 2.32　浆细胞（10×100）

六、巨核细胞系统

（一）原始巨核细胞

原始巨核细胞（图 2.33）的胞体直径为 15 ~ 30 μm，呈圆形或不规则形；细胞核大，呈圆形或不规则形；核染色质较其他原始细胞粗糙，排列紧密，分布不均匀，可见 2 ~ 3 个核仁，呈淡蓝色，不清晰；细胞质的量较少，呈深蓝色，周边浓染，无颗粒。

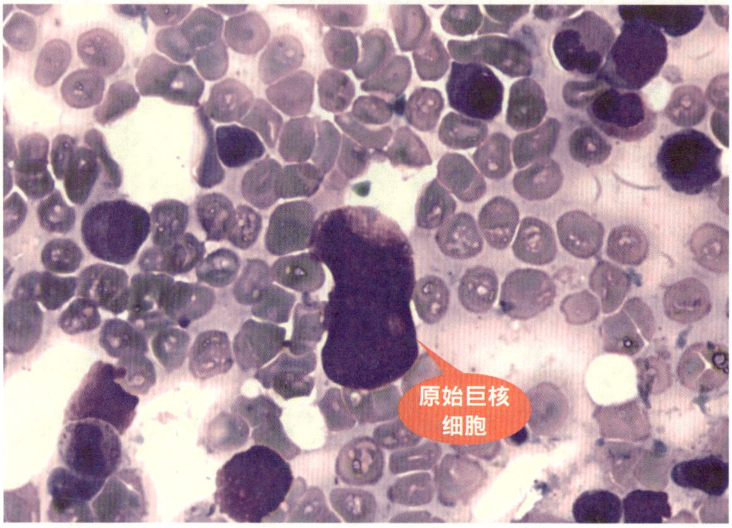

(a)

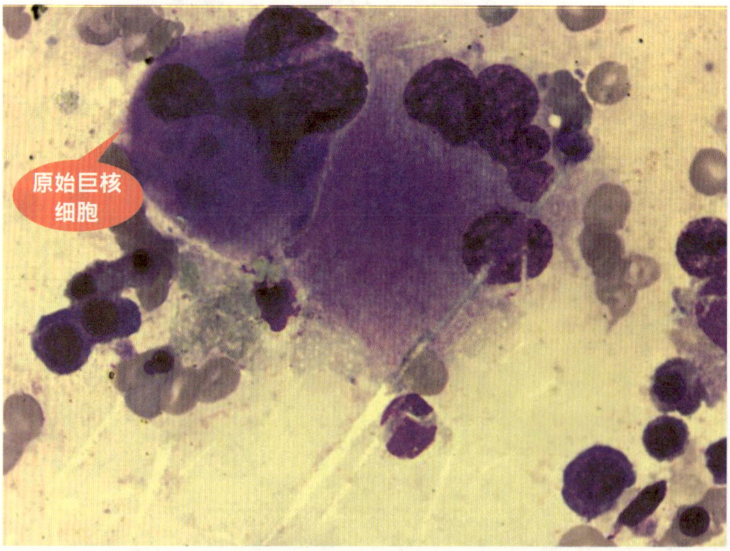

(b)

图 2.33　原始巨核细胞（10×100）

（二）幼稚巨核细胞

幼稚巨核细胞（图 2.34）的胞体直径为 30 ~ 50 μm，外形不规则；细胞核亦不规则，有重叠，可扭转呈肾形或分叶状；核染色质呈粗颗粒状或局部聚集呈小块状，排列紧密，无核仁或不清晰；细胞质的量丰富，常有伪足状突起，呈深蓝色或蓝色，在近细胞核处出现或多或少的淡红色细小颗粒。

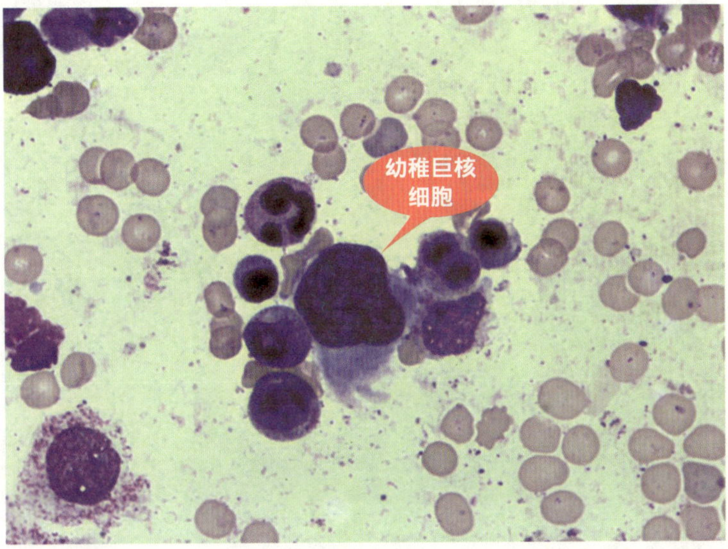

（a）

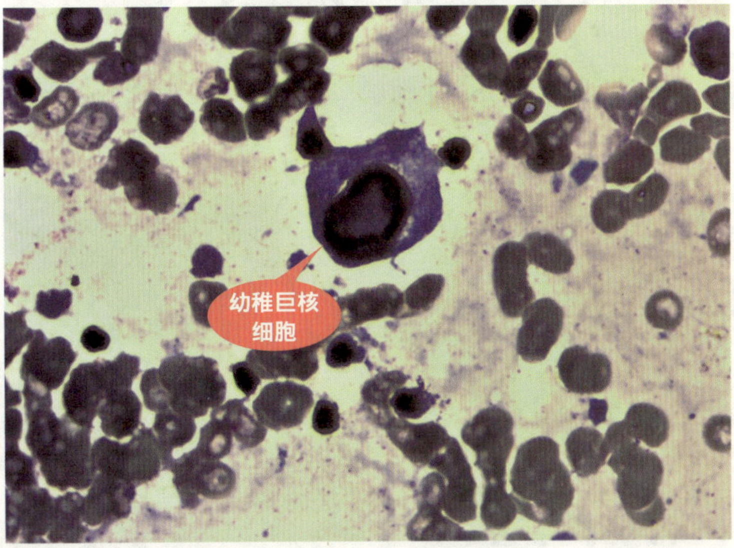

（b）

图 2.34　幼稚巨核细胞（10 × 100）

（三）颗粒型巨核细胞

颗粒型巨核细胞（图 2.35）的胞体直径为 40 ~ 70 μm，有的可达到 100 μm，外形不规则；细胞核巨大，不规则，核分叶后常重叠；核染色质呈块状或条索状；细胞质的量极丰富，呈淡蓝色、浅红色或浅红色夹杂有蓝色，内含大量细小紫红色颗粒，但无血小板形成。

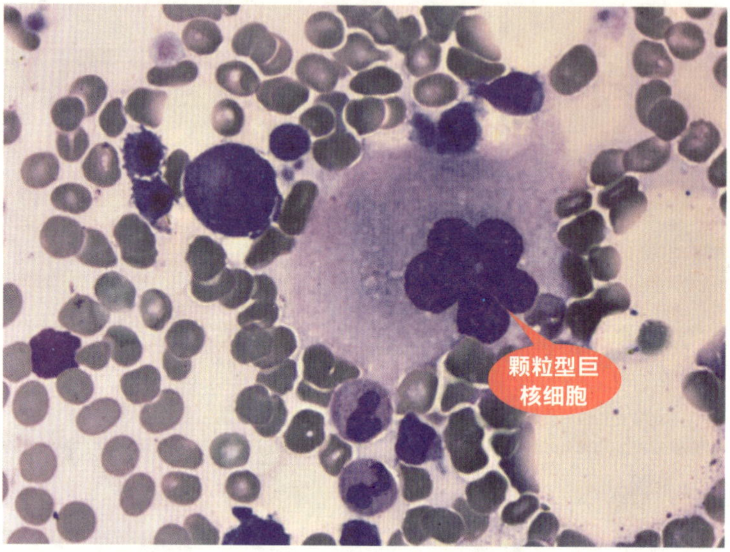

（a）

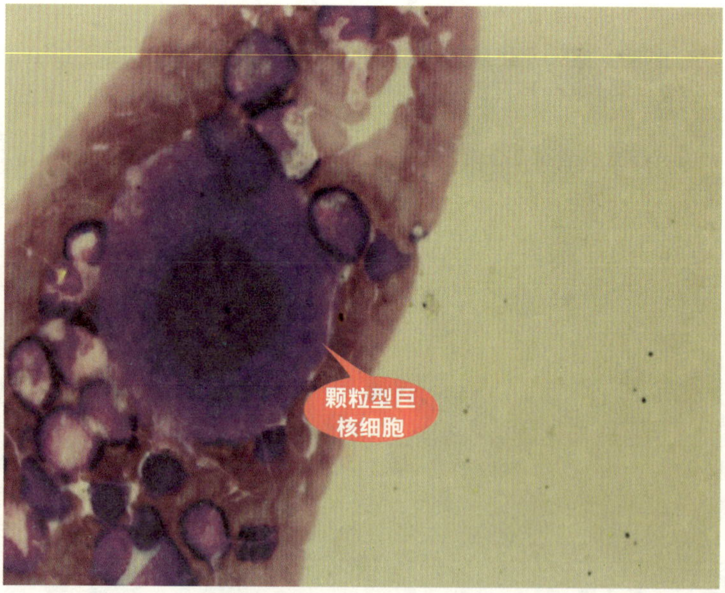

（b）

图 2.35　颗粒型巨核细胞（10×100）

（四）产板型巨核细胞

产板型巨核细胞（图 2.36）的胞体直径为 40 ~ 70 μm，有的可达到 100 μm，形态大致与颗粒型巨核细胞相似，唯一不同的是细胞质内充满细小紫红色颗粒及数量不等的血小板。

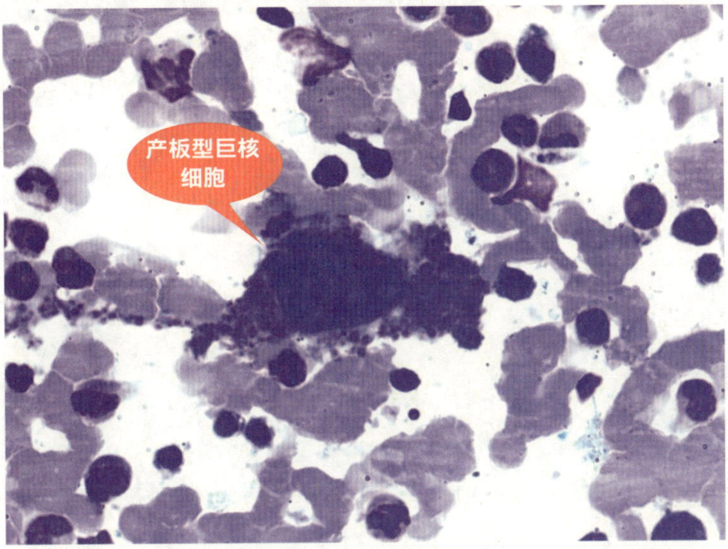

（a）

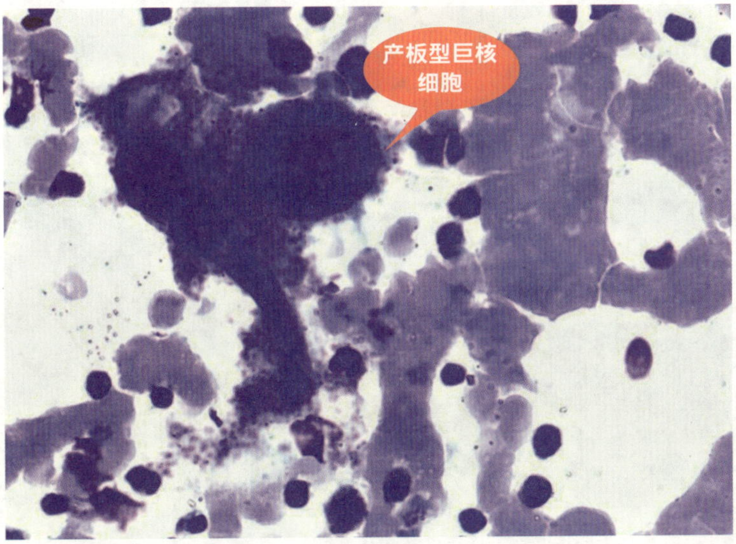

（b）

图 2.36　产板型巨核细胞（10×100）

（五）裸核型巨核细胞

产板型巨核细胞的细胞质解体后，释放出大量血小板，仅剩 1 个细胞核，称为裸核型巨核细胞（图 2.37）。

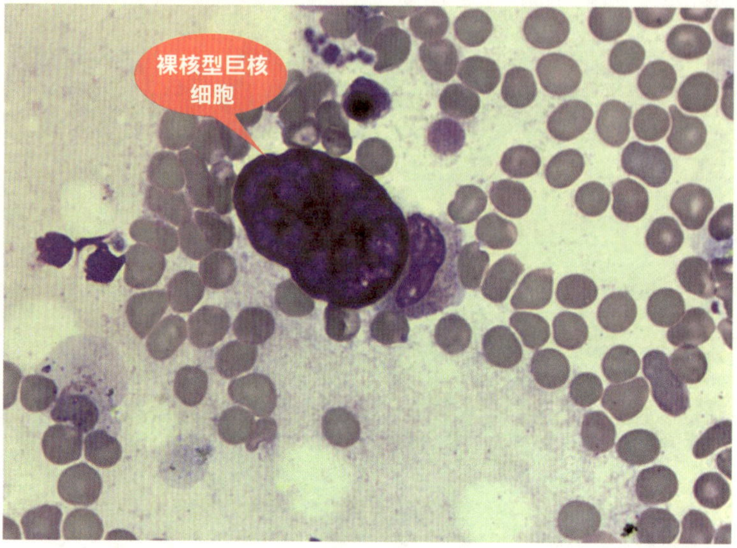

（a）

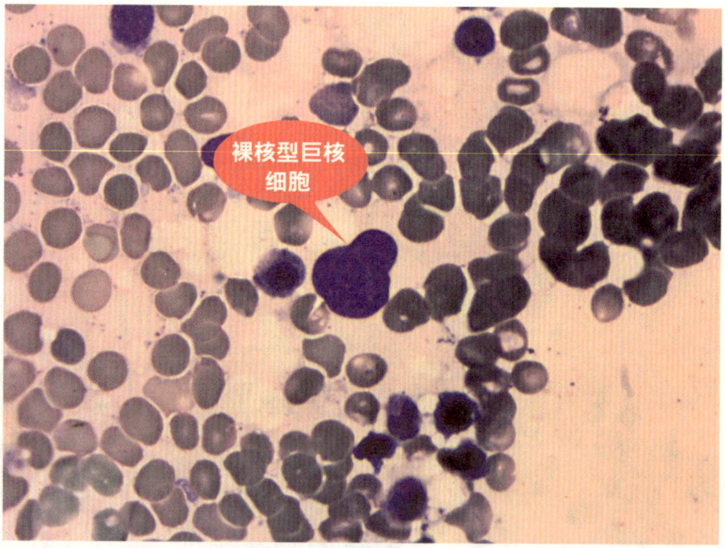

（b）

图 2.37　裸核型巨核细胞（10×100）

（六）血小板

血小板（图 2.38）的胞体很小，直径为 2 ~ 4 μm，呈圆形、椭圆形、逗点状或不规则形，中心部位有细小紫红色颗粒，无细胞核，涂片上血小板常三五成群、成堆分布。

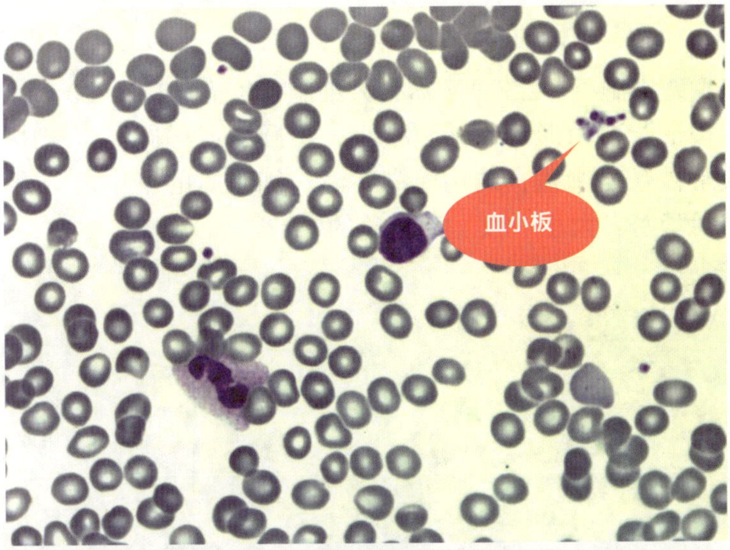

（a）

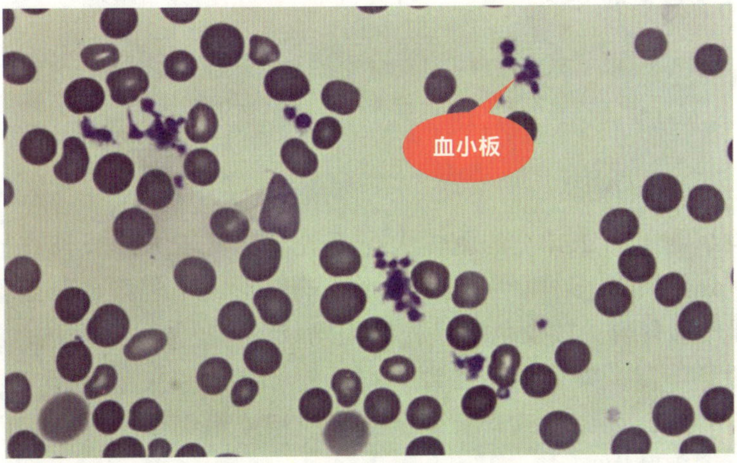

（b）

图 2.38　血小板（10 × 100）

七、其他细胞

骨髓中的其他细胞包括组织嗜碱细胞、组织细胞、吞噬细胞、破骨细胞、脂肪细胞、内皮细胞、纤维细胞、破碎细胞、退化细胞和分裂象细胞等。

（一）组织嗜碱细胞

组织嗜碱细胞（图 2.39）又称肥大细胞，直径为 12 ~ 20 μm，呈圆形、椭圆形、梭形、多角形等；细胞核小，呈圆形或椭圆形，居中或偏位；核染色质常被颗粒遮盖，结构模糊不清；细胞质的量丰富，充满粗大、圆形、排列紧密、大小一致、深紫色的颗粒。

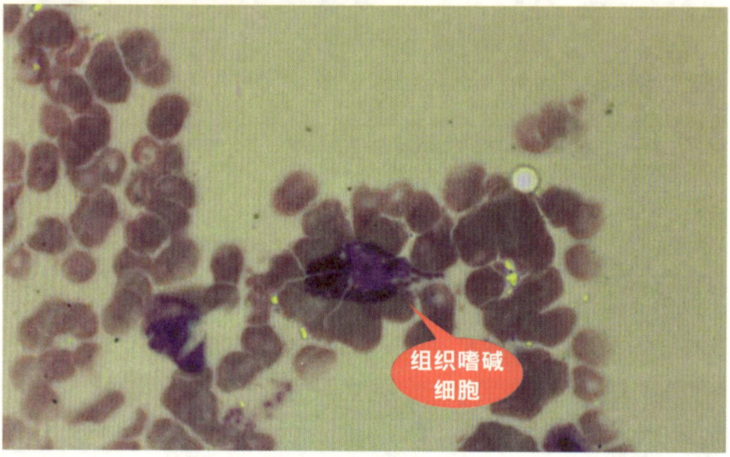

图 2.39　组织嗜碱细胞（10 × 100）

（二）组织细胞

组织细胞（图 2.40）的胞体大小不等，通常较大，长轴直径可达到 20 ~ 50 μm，形态多样，一般呈圆形、椭圆形或不规则形；细胞核有圆形、椭圆形和肾形；核染色质呈松散粗网状，可见 1 ~ 2 个核仁且清晰；细胞质的量丰富，染色常不一致，有深蓝、淡蓝和灰蓝色等，边缘多不规则或不清楚，无颗粒或含有少量或细或粗或粗细不一的紫红色颗粒，可有空泡或含异物等。

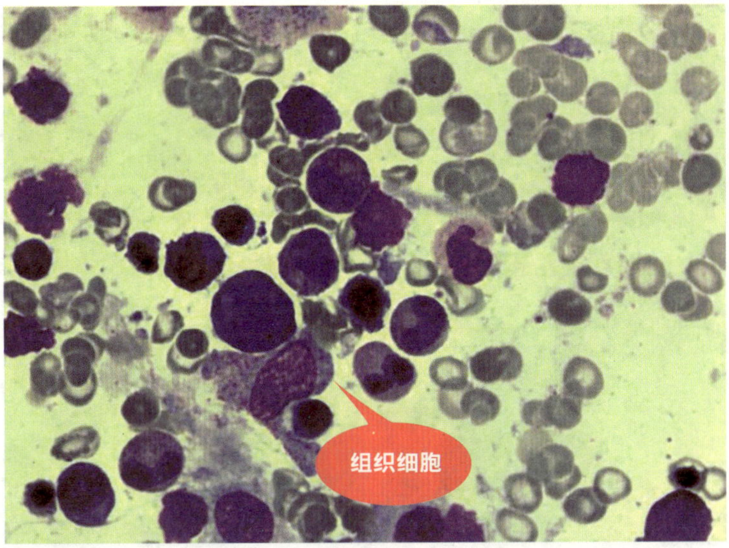

图 2.40　组织细胞　（10×100）

（三）吞噬细胞

吞噬细胞（图 2.41）不是一种独立系统的细胞，而是细胞质内含有吞噬物质的一组细胞的总称。具有吞噬功能的细胞有单核细胞、组织细胞、粒细胞、内皮细胞和纤维细胞等。吞噬细胞的形态极不一致，由吞噬物的类型及多少而定。吞噬细胞的细胞核呈圆形、椭圆形或不规则形，通常为 1 个细胞核，有时为双核或多核，细胞核常被挤压至一侧，核染色质较松散，核仁可有可无。细胞质的量多少不等，呈淡蓝色，常有空泡，并有数量不等的吞噬物，吞噬物包括色素、颗粒、有核细胞、红细胞、血小板、碳核、细菌等。有时吞噬细胞成堆存在。

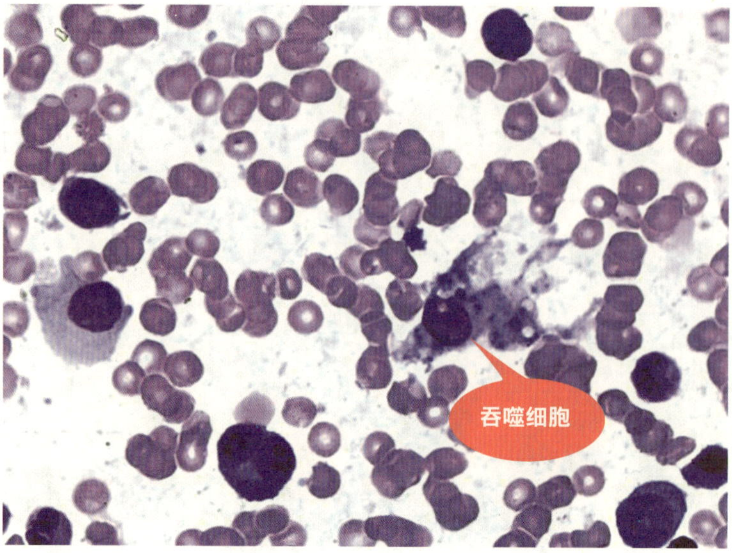

（a）含血小板及色素颗粒的吞噬细胞

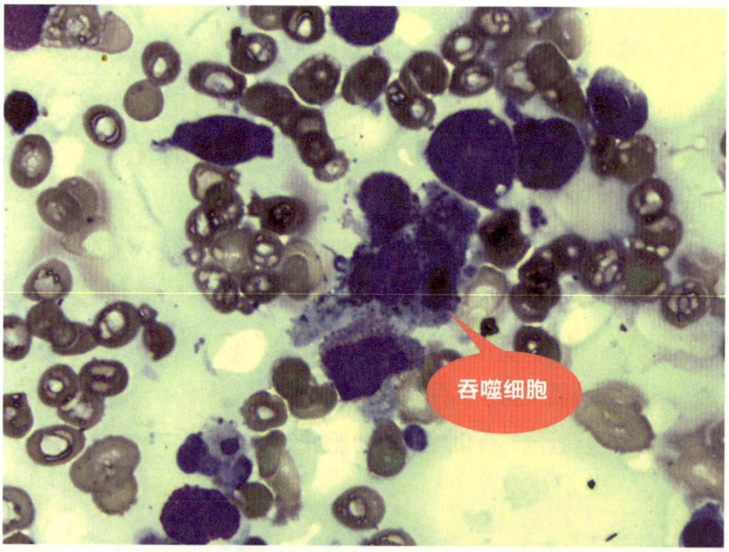

（b）含成堆的色素颗粒以及碳核的吞噬细胞

图 2.41　吞噬细胞（10×100）

（四）破骨细胞

破骨细胞（图 2.42）的胞体巨大，直径为 60 ~ 100 μm，形态不规则；细胞核数量较多，有 1 ~ 100 个，呈圆形或椭圆形，大小、形状彼此相似，边缘清晰，彼此独立，无核丝相连，随意排列；核染色质呈粗网状，几乎每个细胞核都有 1 ~ 2 个蓝色核仁；细胞质的量极丰富，呈淡蓝色或浅红色，含大小不等的紫红细小颗粒。

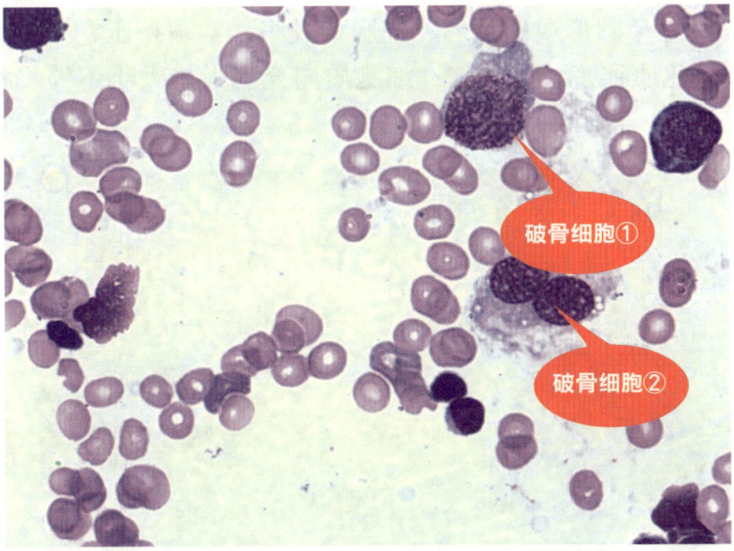

（a）单核破骨细胞①，有淡蓝色核仁和双核破骨细胞②

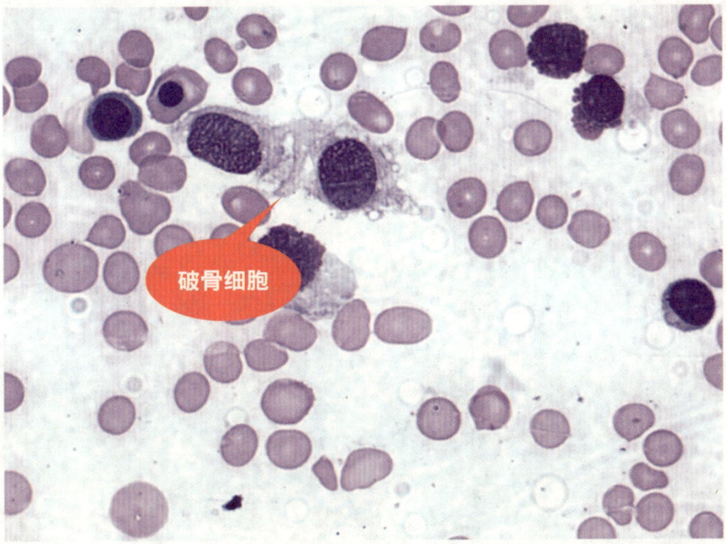

（b）核距离较远

图 2.42　破骨细胞（10×100）

（五）脂肪细胞

脂肪细胞（图 2.43）是组织细胞摄取脂肪滴形成的，胞体直径为 30 ~ 50 μm，呈圆形或椭圆形；细胞核较小，常被挤压在一边，形状不规则；核染色质致密，无核仁；细胞质内充满大量大小不等、相互融合的空泡。

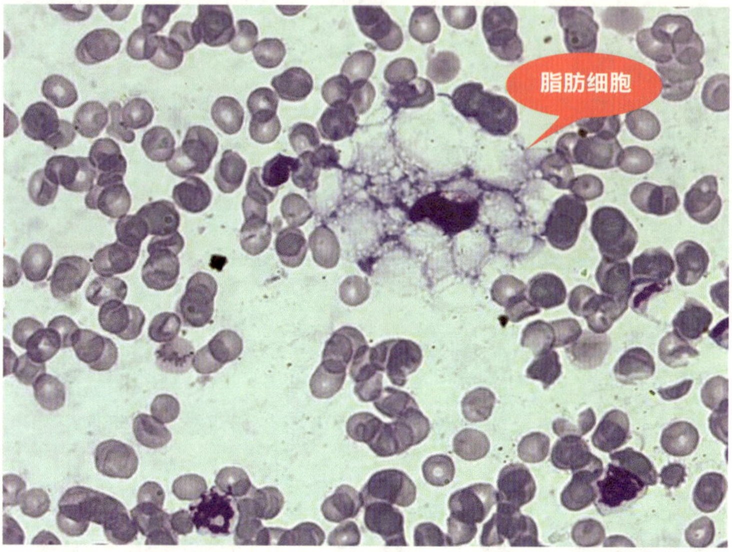

（a）

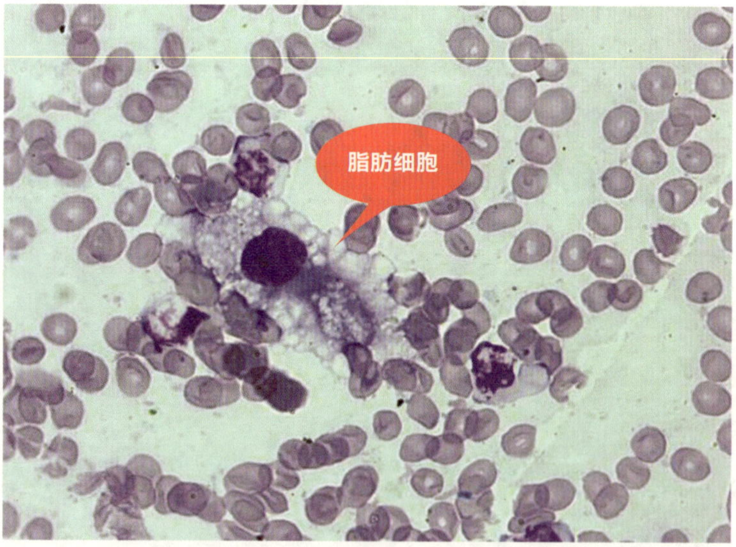

（b）

图 2.43　脂肪细胞（10 × 100）

（六）内皮细胞

内皮细胞（图 2.44）的胞体直径为 8 ~ 22 μm，形态极不规则，多呈梭形；细胞核呈圆形、椭圆形或不规则形；核染色质呈网状，多无核仁；细胞质的量较少，呈淡蓝色，常分布于细胞核长轴的两侧或一端，可有细小紫红色颗粒。

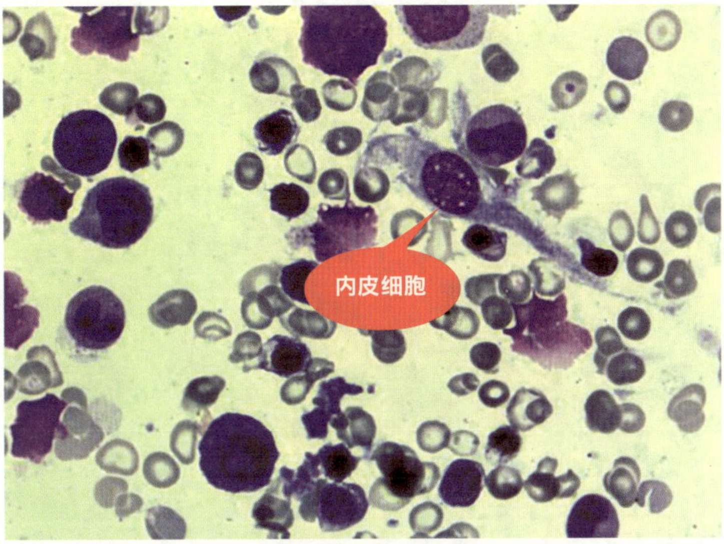

（a）细胞质分布于核长轴一段

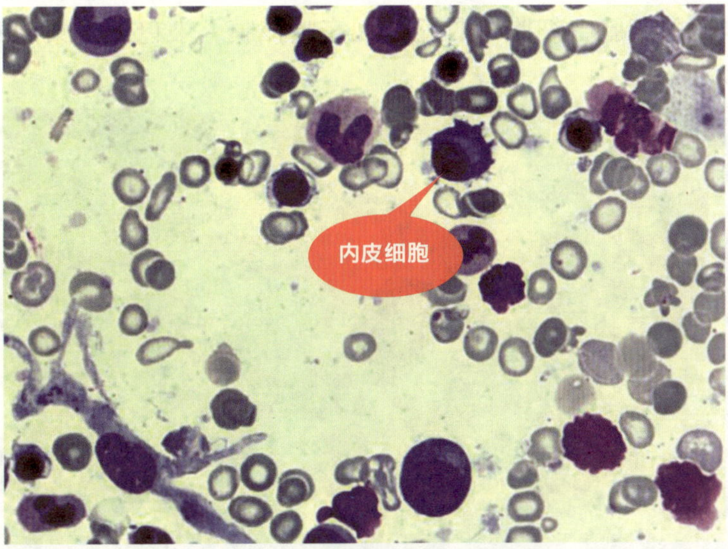

（b）细胞质内含细小颗粒

图 2.44　内皮细胞　（10 × 100）

（七）退化细胞或涂抹细胞

退化细胞（图 2.45）或涂抹细胞（篮细胞）是由细胞衰老退化或推片时使细胞破碎所致。形态特征：多为裸核，胞体变大，细胞膜不完整，细胞核肿胀变大；核染色质结构不清或呈均匀的紫红色，有时可见核仁。

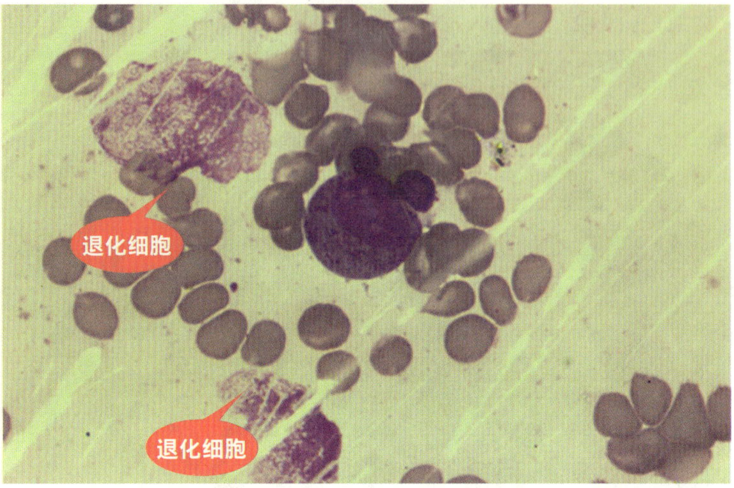

图 2.45　退化细胞　（10×100）

（八）分裂象细胞

分裂象细胞（图 2.46）指处于有丝分裂过程中的细胞，常见分裂中期、后期和末期的细胞，细胞质收缩，无完整核膜，染色体聚集，并呈棒状或点染状。

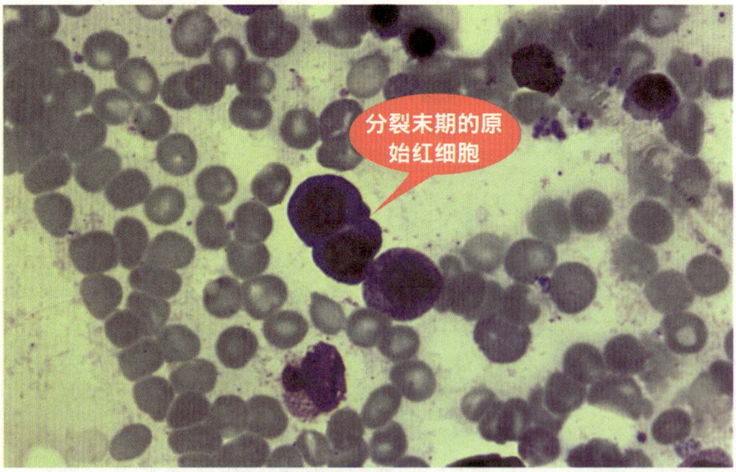

（a）

图 2.46　分裂象细胞　（10×100）

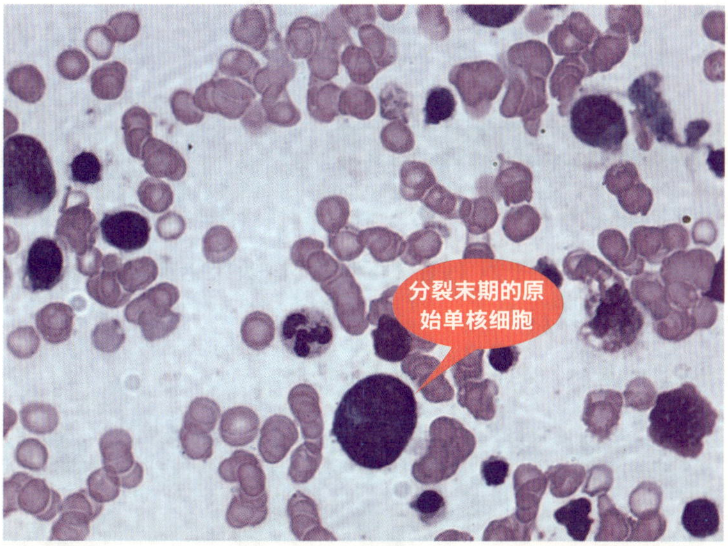

（b）

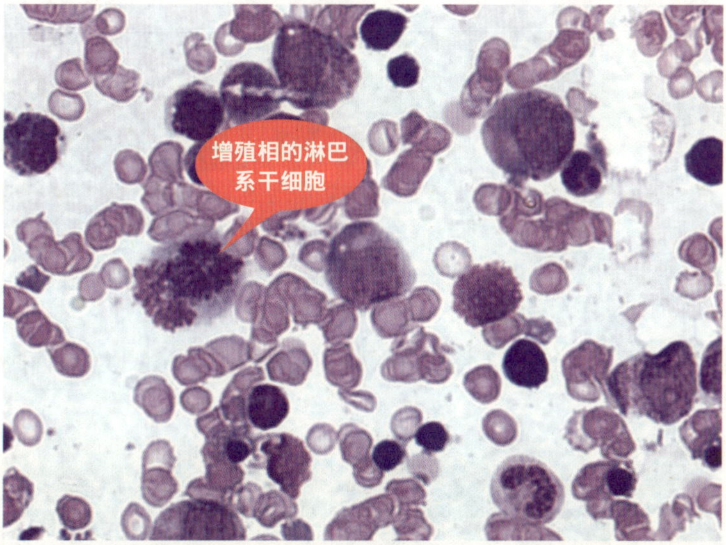

（c）

续图 2.46

第五节　异常血细胞形态示意图

一、异常红细胞形态示意图

1.小细胞低色素性红细胞

小细胞低色素性红细胞（图 2.47）中心淡染区扩大，胞体大小不等，可小于 6 μm，染色较浅。

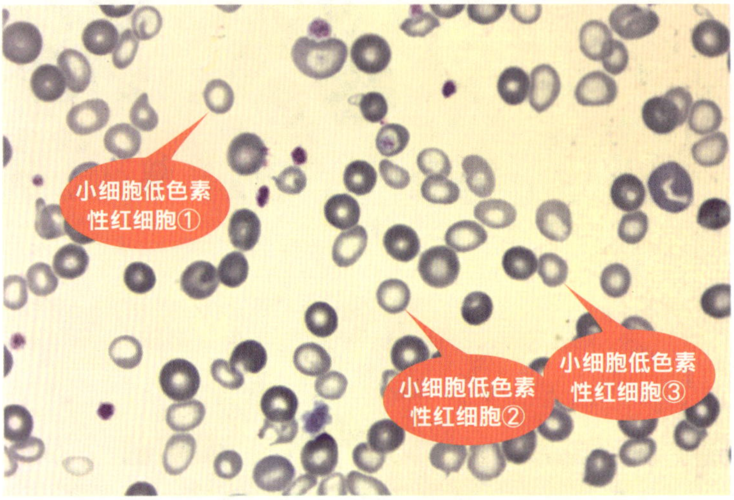

图 2.47　小细胞低色素性红细胞（10×100）

2.大红细胞及巨红细胞

大红细胞及巨红细胞（图 2.48）的直径在 10 μm 以上，中央淡染区消失，染色较深。

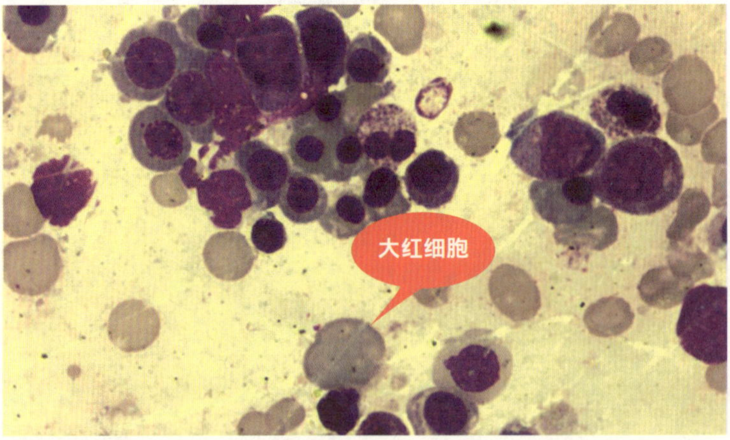

（a）

图 2.48　大红细胞及巨红细胞（10×100）

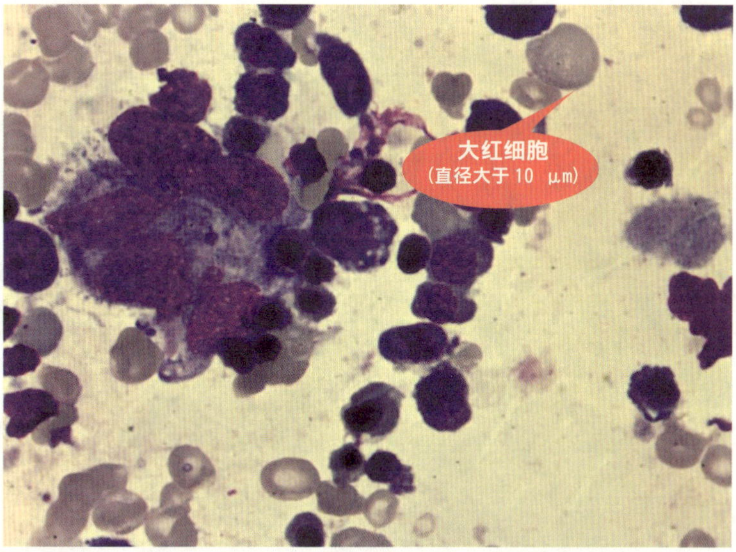

(b)

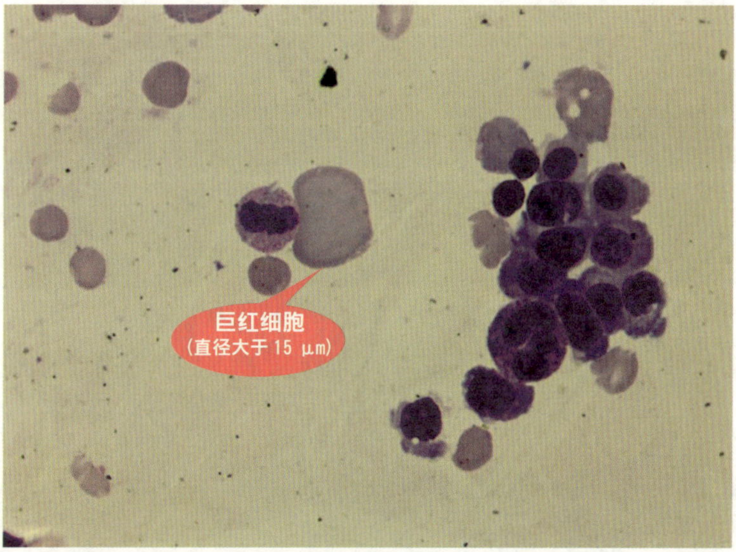

(c)

续图 2.48

3.球形红细胞

球形红细胞（图 2.49）呈球形，直径较小（常小于 6 μm），厚度增加。

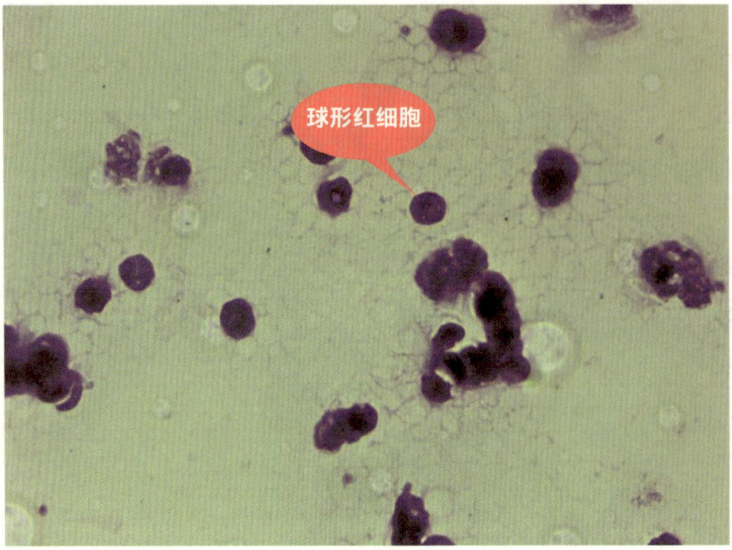

（a）

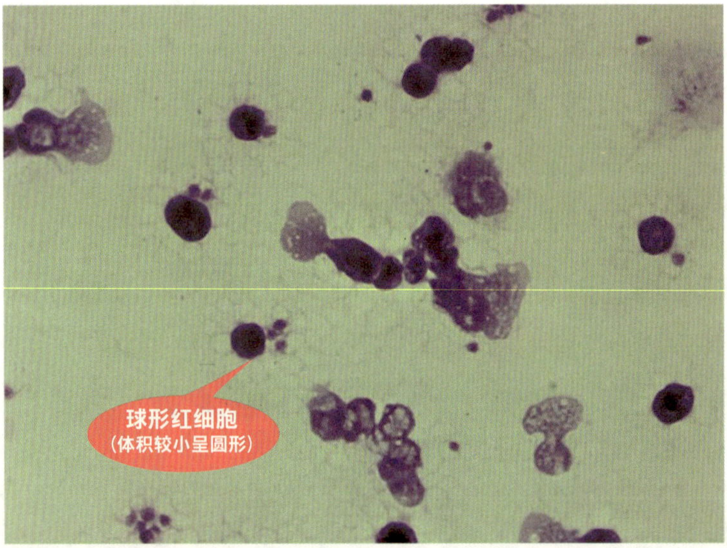

（b）

图 2.49　球形红细胞 （10×100）

4.椭圆形红细胞

椭圆形红细胞（图 2.50）的长径较大，短径较小，呈椭圆形。

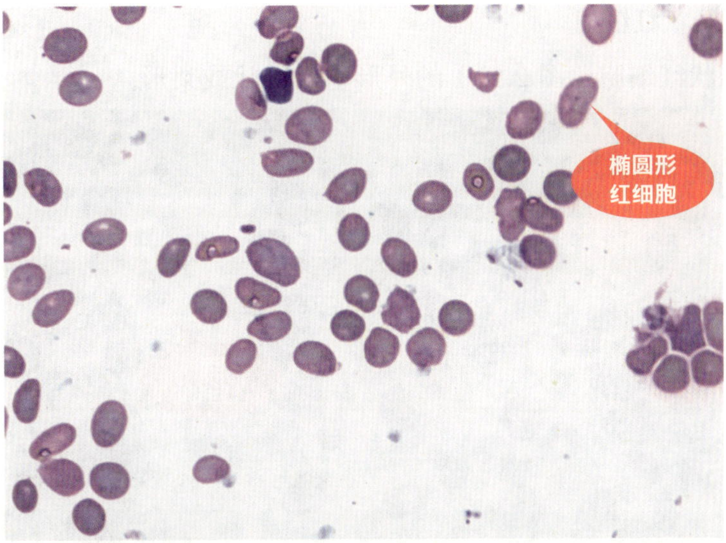

图 2.50　椭圆形红细胞（10×100）

5.口形红细胞

口形红细胞（图 2.51）的中心苍白区呈狭窄的裂缝，裂缝的中央较两端更为狭窄，缝的边缘清楚，类似微张的鱼口；在湿血片中，红细胞双凹面消失而呈单面凹，形似碗状。

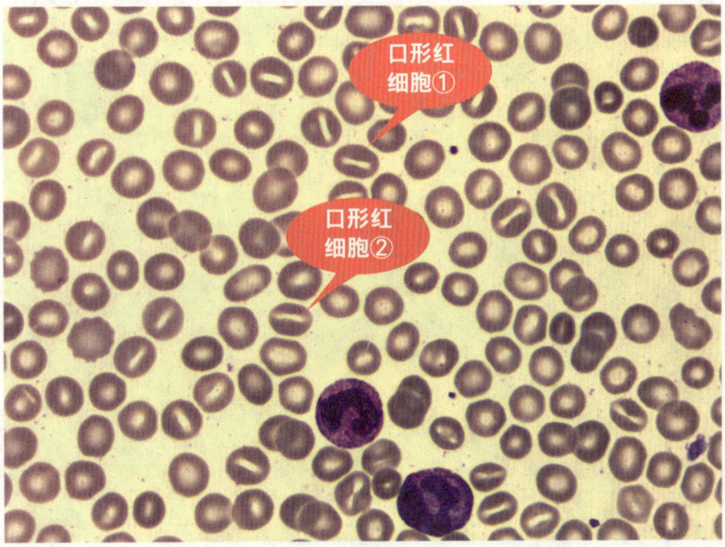

图 2.51　口形红细胞（10×100）

6.泪滴状红细胞

泪滴状红细胞（图 2.52）的外形呈泪滴状或梨形。

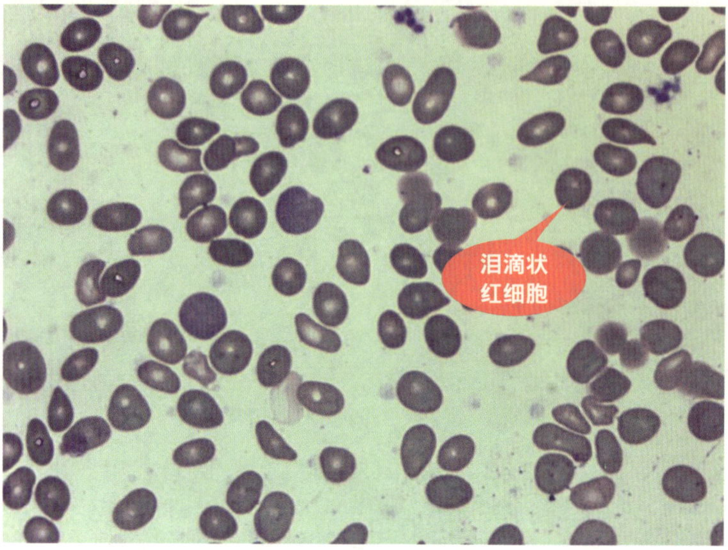

图 2.52　泪滴状红细胞（10×100）

7.靶形红细胞

靶形红细胞（图 2.53）的中心部位染色较深，周围为苍白区域，而细胞边缘又深染，形如射击之靶。有的靶形红细胞中心深染区不像孤岛而像从红细胞边缘延伸的半岛状态或柄状，而形成不典型的靶形红细胞。

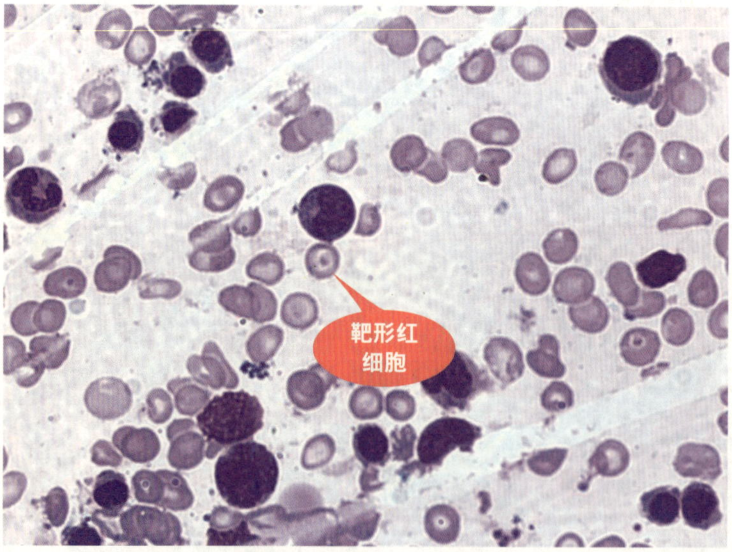

（a）

图 2.53　靶形红细胞（10×100）

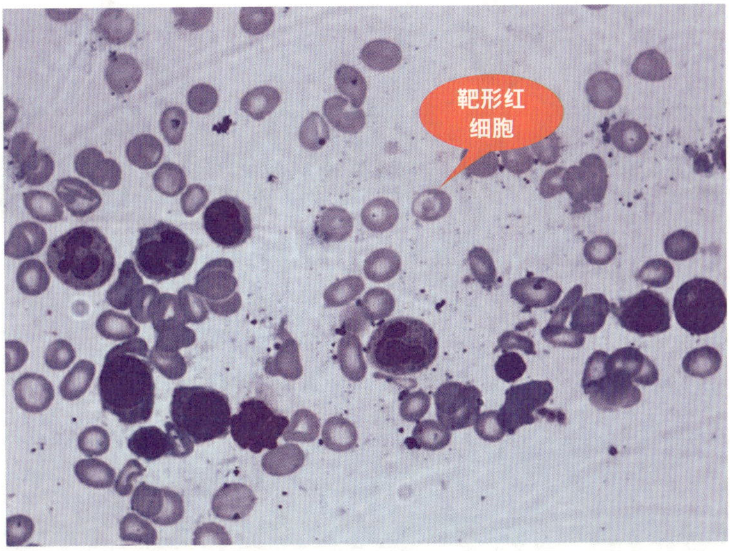

（b）

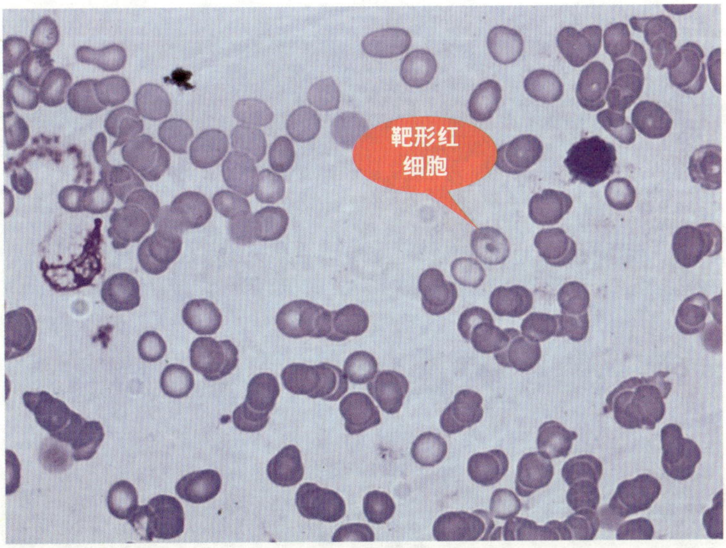

（c）

续图 2.53

8.裂红细胞

裂红细胞（图 2.54）的胞体不完整，呈破碎状。

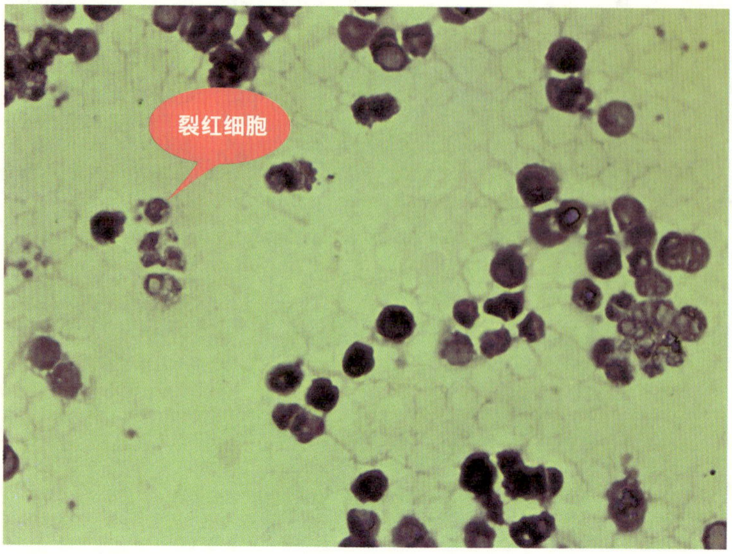

(a)

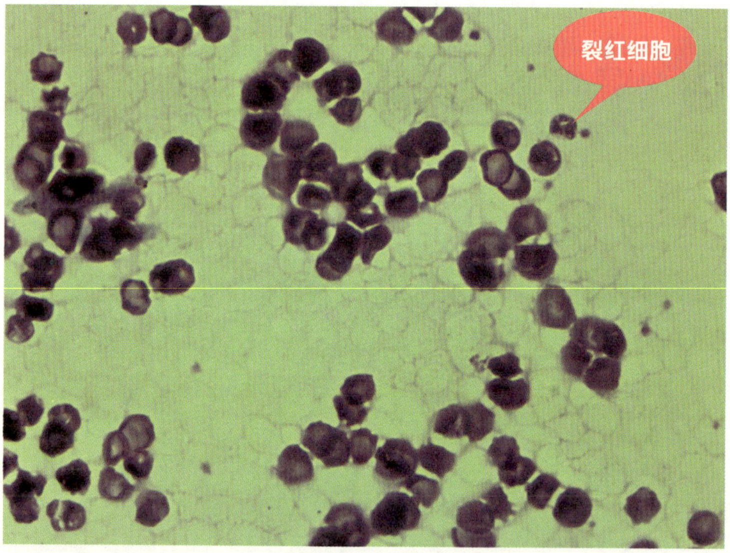

(b)

图 2.54　裂红细胞　(10×100)

9. 缗钱状红细胞

红细胞呈平行叠串状排列，称为缗钱状红细胞，如图 2.55 所示。

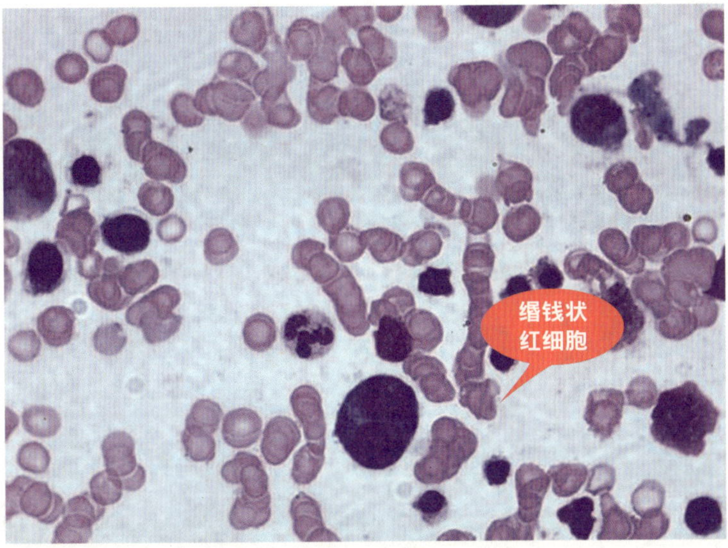

图 2.55　缗钱状红细胞（10×100）

10.Howell-Jolly小体

Howell-Jolly 小体（图 2.56），即为成熟红细胞或晚幼红细胞的细胞质内含有一个或多个直径为 1~2 μm 暗紫红色圆形小体，为细胞核碎裂、溶解后的残余部分。

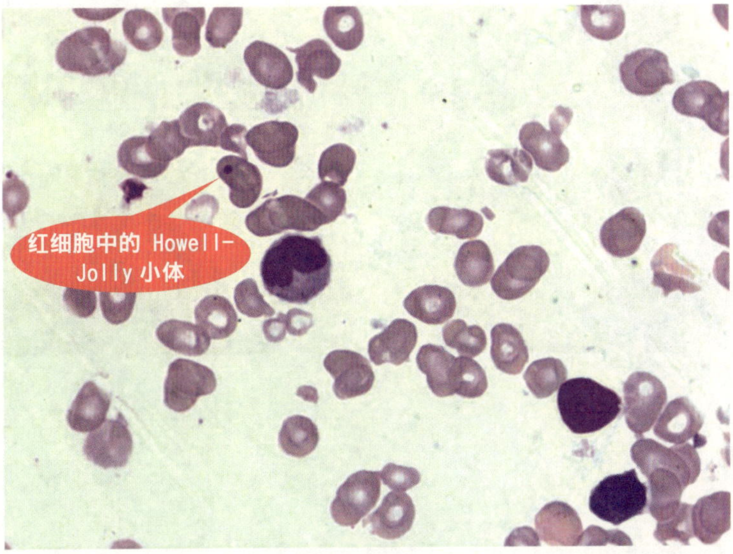

（a）

图 2.56　Howell-Jolly 小体（10×100）

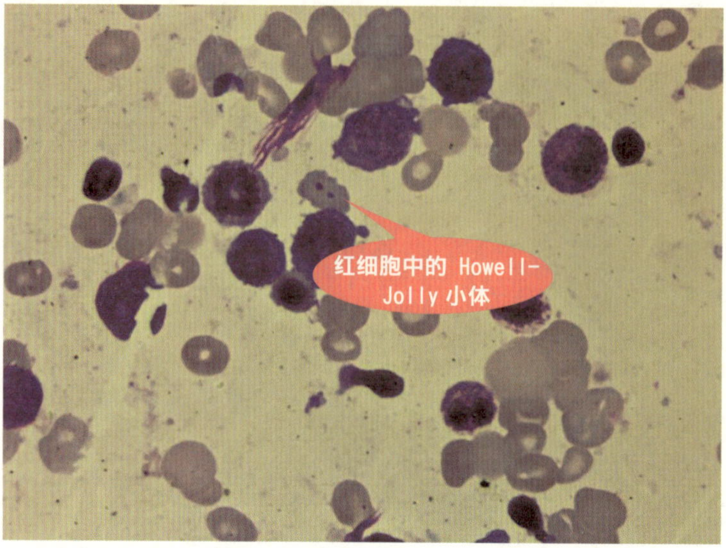

(b)

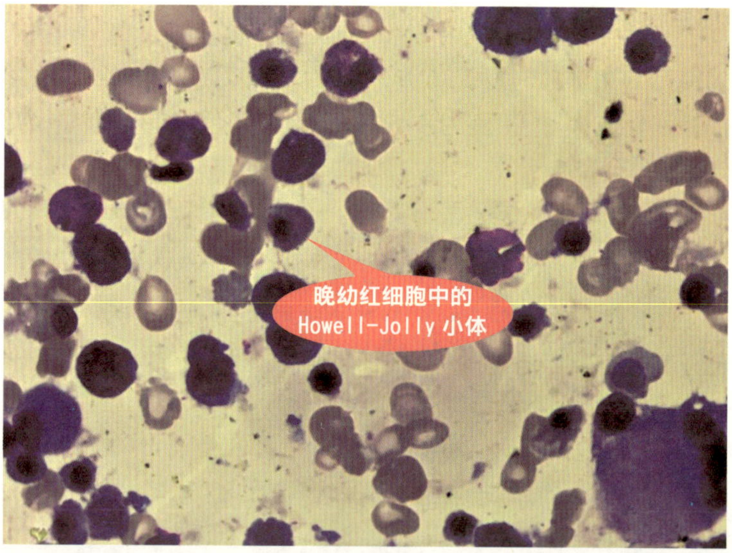

(c)

续图 2.56

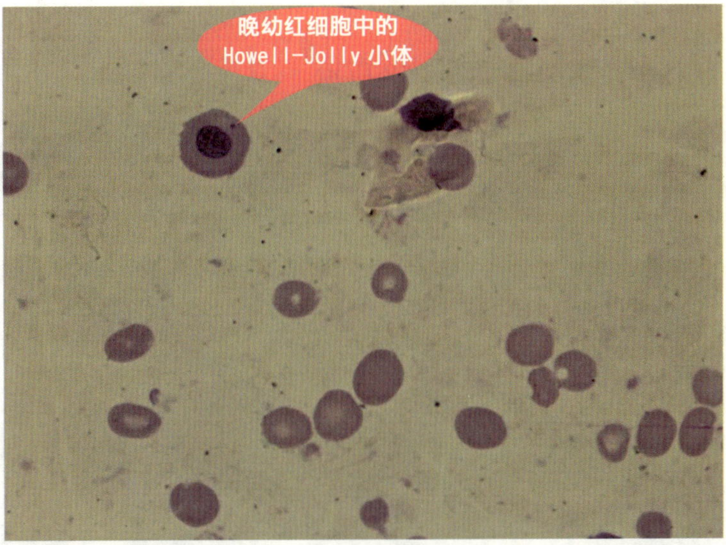

（d）
续图 2.56

二、异常白细胞形态示意图

1.过多分叶的中性粒细胞

过多分叶的中性粒细胞如图 2.57 所示，该细胞的核分叶大于 5 叶。

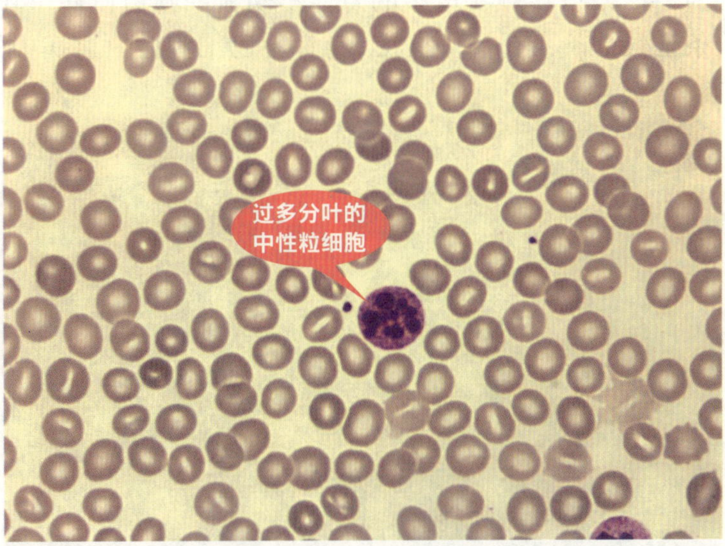

图 2.57　过多分叶的中性粒细胞（10×100）

2.巨杆状核中性粒细胞

巨杆状核中性粒细胞如图 2.58 所示。

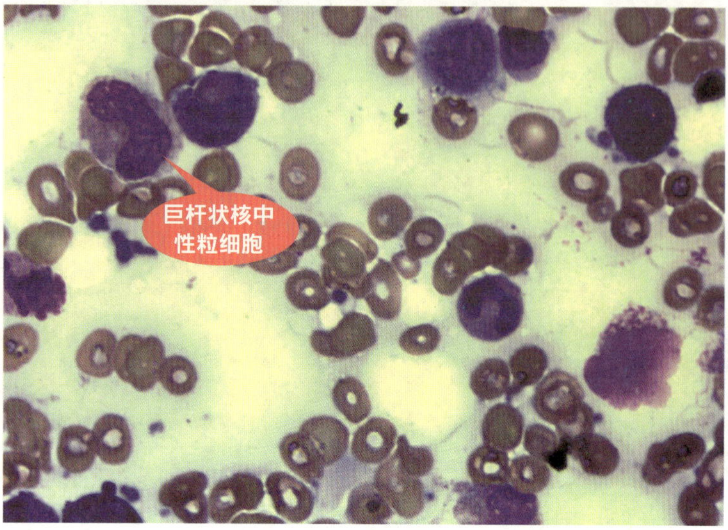

图 2.58　巨杆状核中性粒细胞（10×100）

3.Auer小体

Auer 小体（图 2.59）是在瑞氏－吉姆萨染色的血涂片中，细胞质中出现紫红色细杆状物质，长为 1~6 μm，1 条或数条不定。Auer 小体在急性粒细胞白血病的幼稚粒细胞的细胞浆中较为多见，呈粗短棒状，常见为 1~2 条；在颗粒增多的急性早幼粒细胞白血病（M3 型）中则可见数条至数十条，有些呈束状；急性淋巴细胞性白血病中则不出现 Auer 小体。

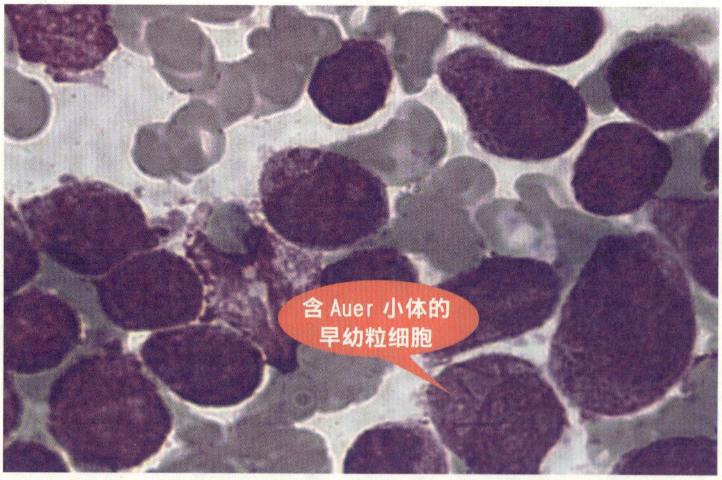

图 2.59　Auer 小体（10×100）

4.异型淋巴细胞Ⅰ型

异型淋巴细胞Ⅰ型（图 2.60）的胞体较淋巴细胞稍大，呈圆形或椭圆形，部分为不规则形；细胞核偏位，呈圆形、肾形或不规则形；核染色质呈粗网状或小块状，无核仁；细胞质的量丰富，呈深蓝色，含有大小不等的空泡，细胞质呈泡沫状，无颗粒或有少数颗粒。通常异型淋巴细胞Ⅰ型最为多见。

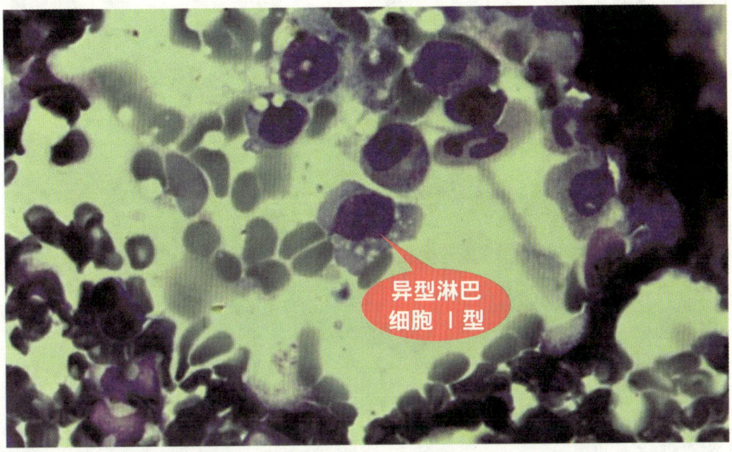

图 2.60　异型淋巴细胞Ⅰ型（浆细胞型或泡沫型）（10×100）

5.异型淋巴细胞Ⅱ型

异型淋巴细胞Ⅱ型（图 2.61）的胞体较异型淋巴细胞Ⅰ型大，细胞外形常不规则，似单核细胞，故也称为单核细胞型；细胞质的量丰富，呈淡蓝色或淡蓝灰色，可有少量嗜天青颗粒，一般无空泡；细胞核的核形与Ⅰ型相似，但核染色质较Ⅰ型细致，亦呈网状，核仁不明显。

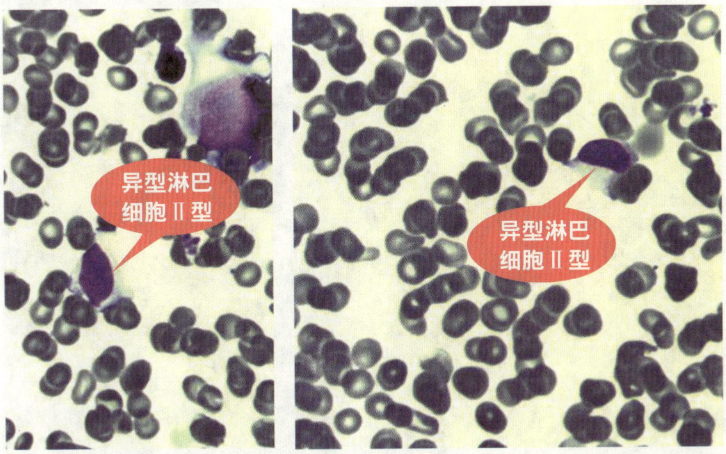

（a）　　（b）

图 2.61　异型淋巴细胞Ⅱ型（10×100）

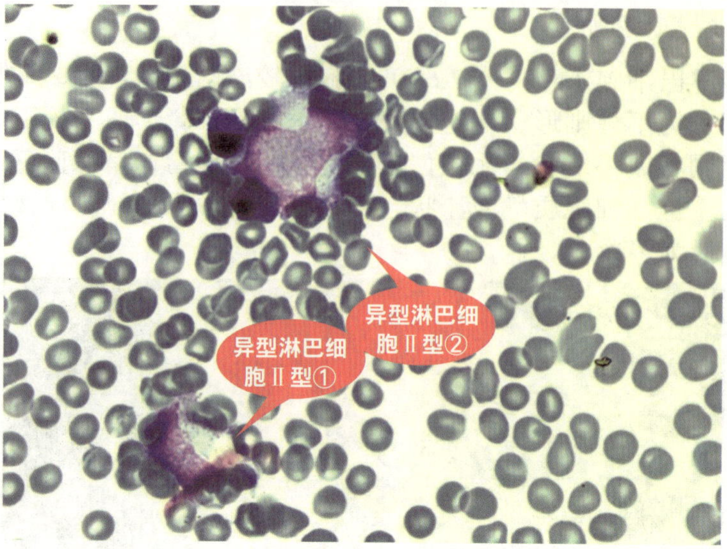

（c）

续图 2.61

6.异型淋巴细胞Ⅲ型

异型淋巴细胞Ⅲ型（图 2.62）的胞体大，直径为 15~18 μm，呈圆形或椭圆形；细胞质的量多，呈蓝色或深蓝色，一般无颗粒，有时有少许小空泡；细胞核呈圆形或椭圆形，核染色质呈纤细网状，可见 1~2 个核仁。

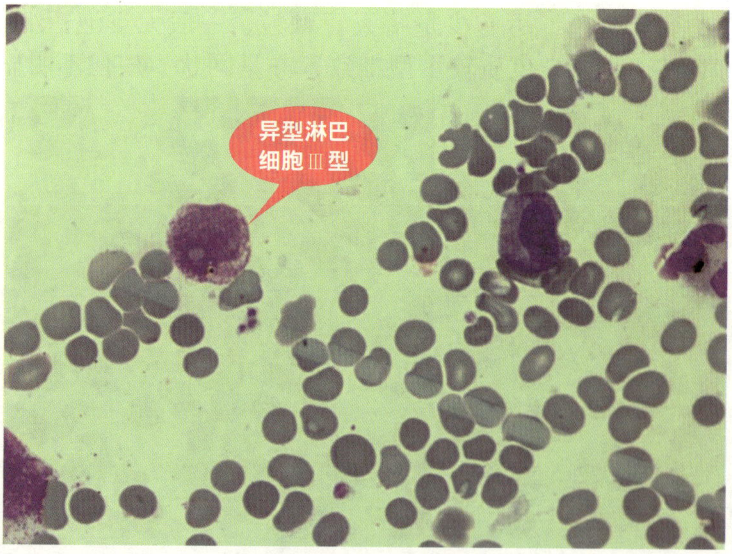

图 2.62　异型淋巴细胞Ⅲ型（幼稚型）（10×100）

第六节　判定骨髓增生程度示意图

1.增生极度活跃的骨髓涂片

增生极度活跃的骨髓涂片如图 2.63 所示。

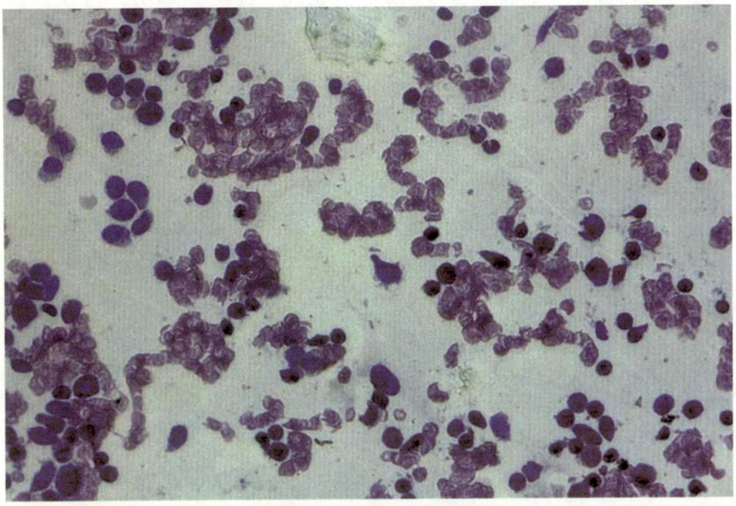

图 2.63　增生极度活跃的骨髓涂片（10×40）

2.增生明显活跃的骨髓涂片

增生明显活跃的骨髓涂片如图 2.64 所示。

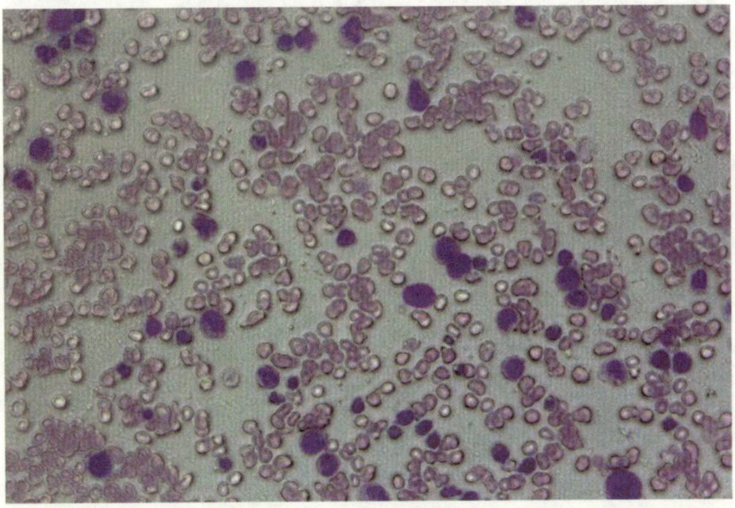

图 2.64　增生明显活跃的骨髓涂片（10×40）

3.增生活跃的骨髓涂片

增生活跃的骨髓涂片如图 2.65 所示。

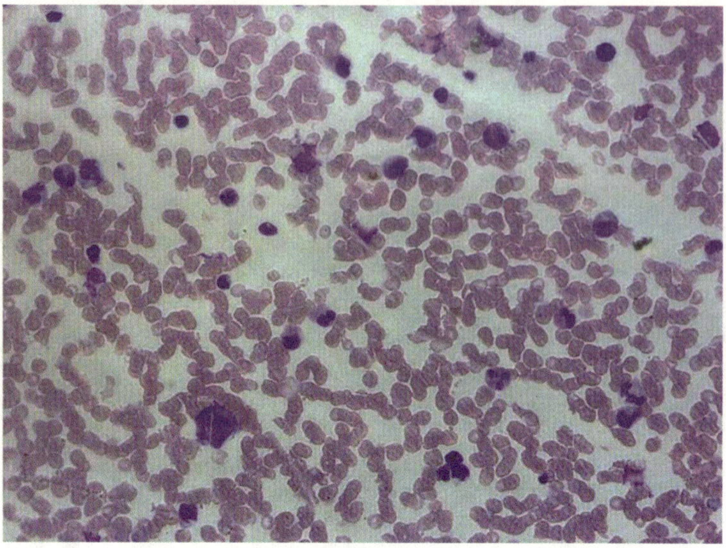

图 2.65　增生活跃的骨髓涂片（10×40）

4.增生减低的骨髓涂片

增生减低的骨髓涂片如图 2.66 所示。

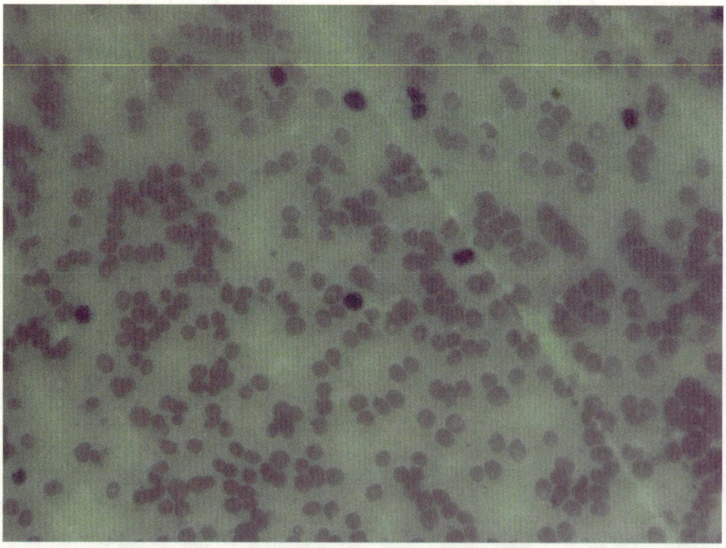

图 2.66　增生减低的骨髓涂片（10×40）

5.增生极度减低的骨髓涂片

增生极度减低的骨髓涂片如图 2.67 所示。

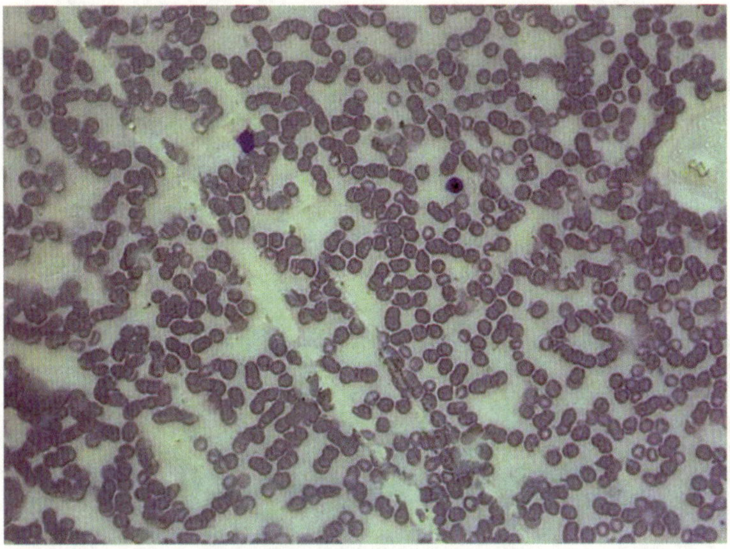

图 2.67　增生极度减低的骨髓涂片（10×100）

第三章

临床病例细胞图片

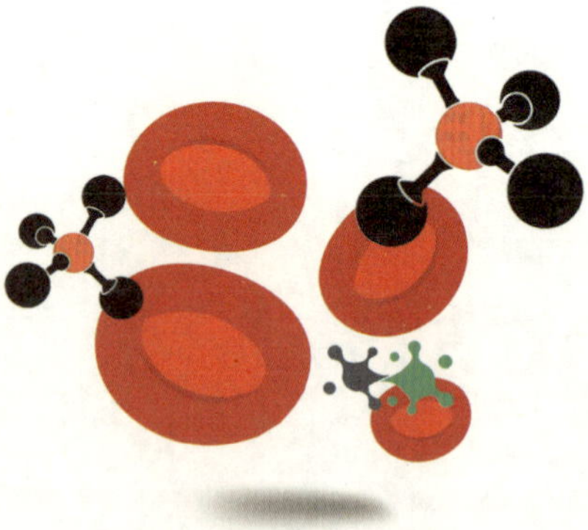

第一节　贫血病病例细胞图片

一、缺铁性贫血骨髓涂片

缺铁性贫血骨髓涂片如图 3.1 所示。

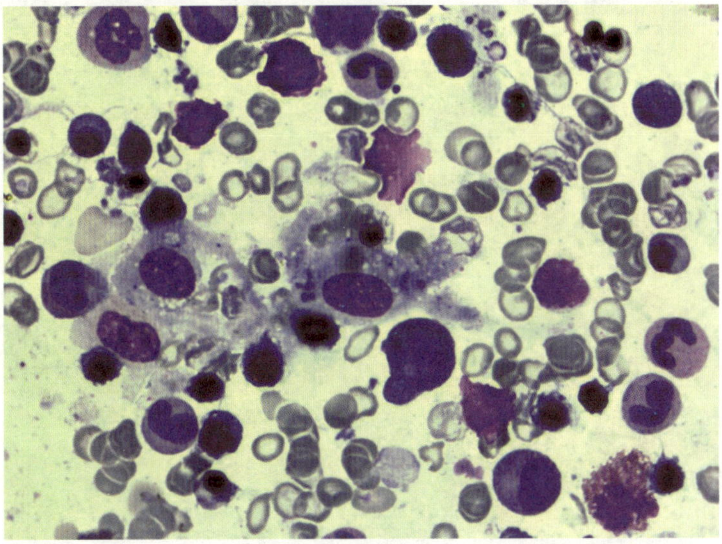

（a）

图 3.1　缺铁性贫血骨髓涂片（10×100）

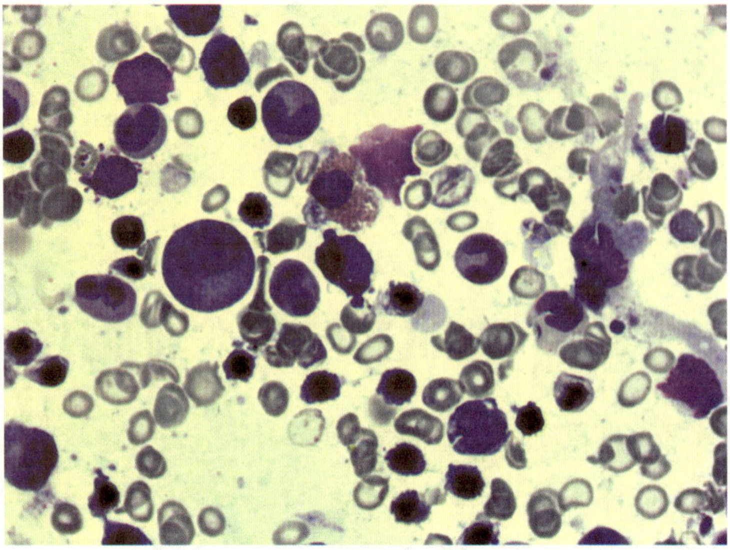

（b）

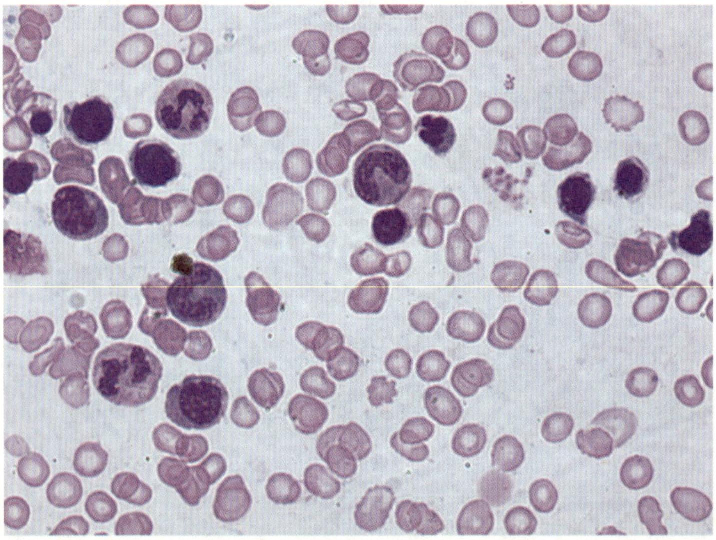

（c）

续图 3.1

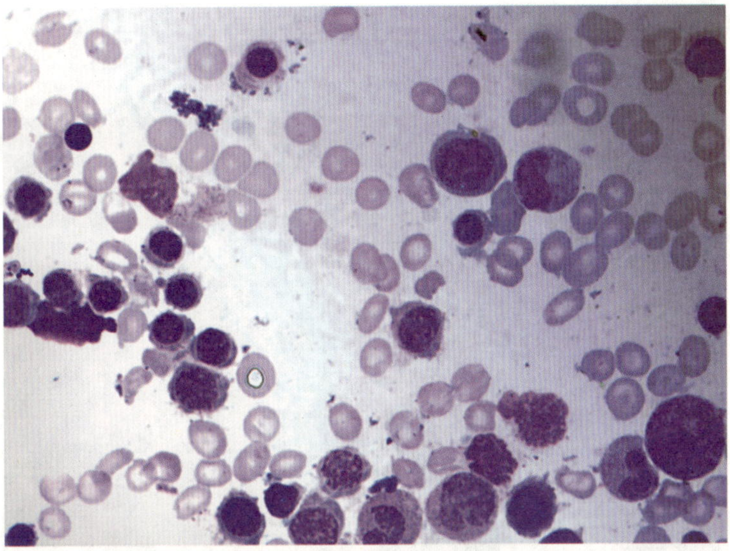

(d)

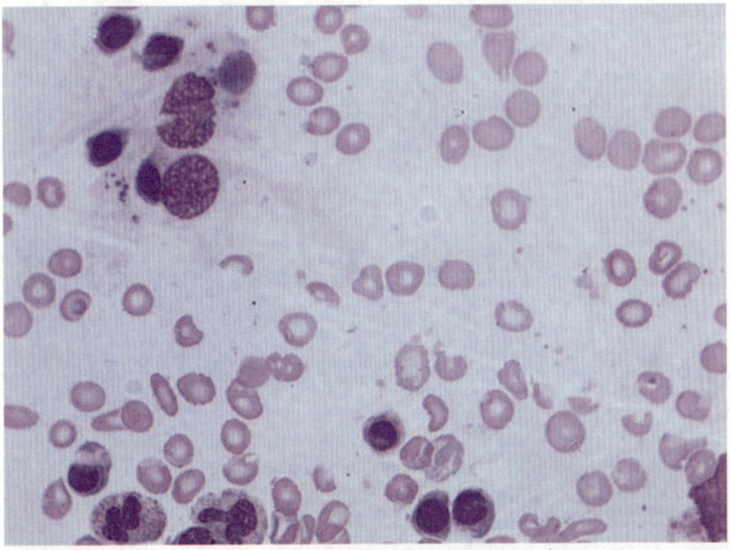

(e)

续图 3.1

二、巨幼细胞性贫血骨髓涂片

巨幼细胞性贫血骨髓涂片如图 3.2 所示。

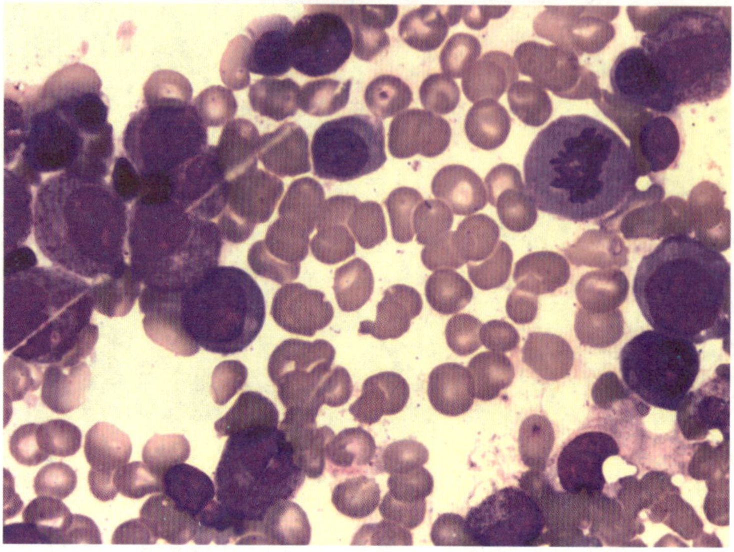

（a）

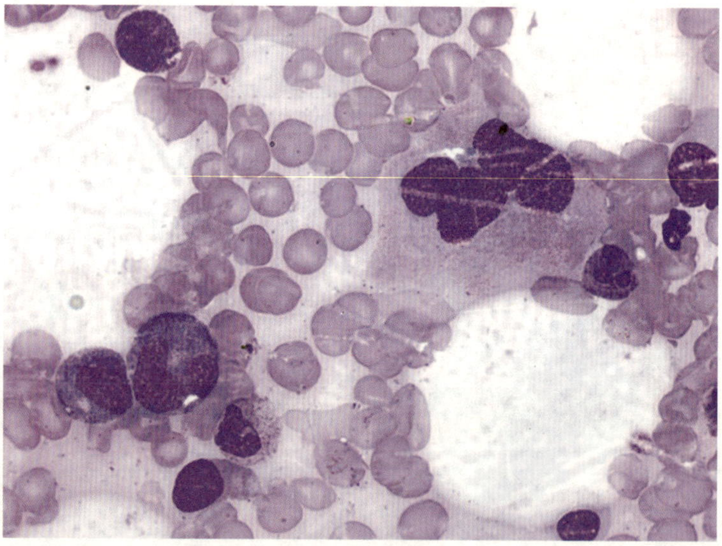

（b）

图 3.2　巨幼细胞性贫血骨髓涂片（10×100）

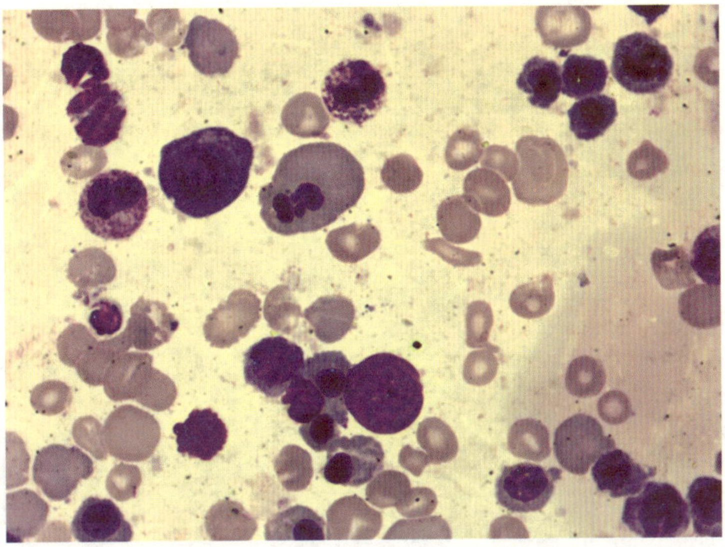

(c)

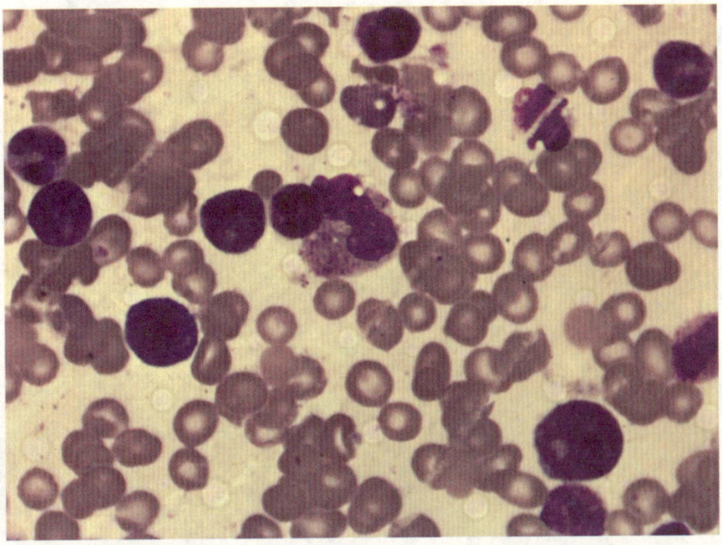

(d)

续图 3.2

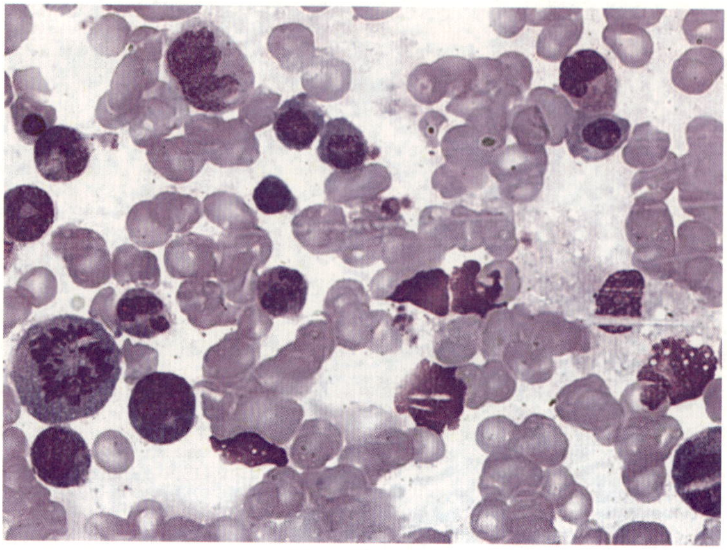

（e）

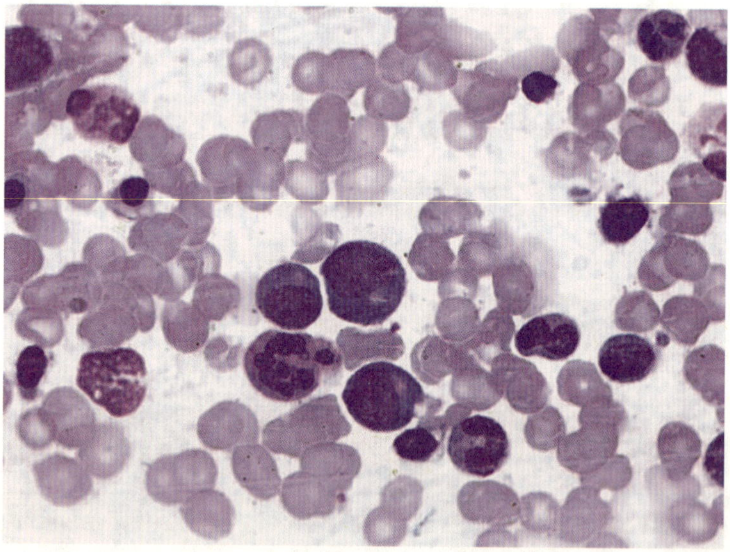

（f）

续图 3.2

三、再生障碍性贫血骨髓涂片

再生障碍性贫血骨髓涂片如图 3.3 所示。

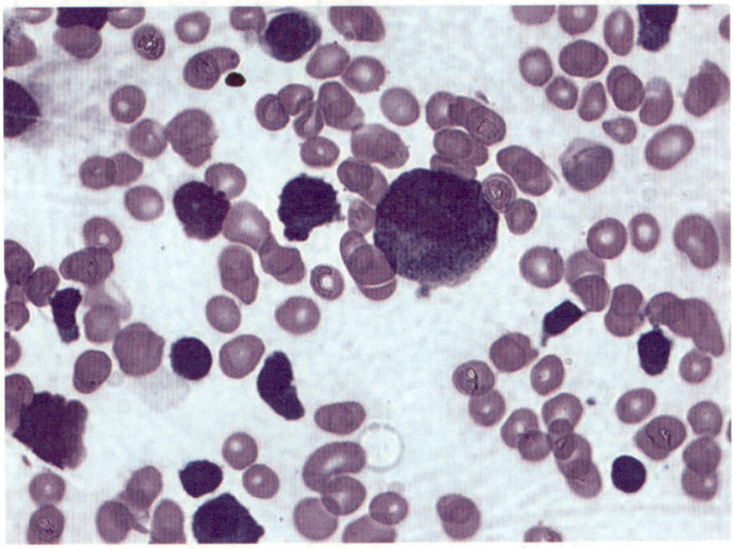

（a）

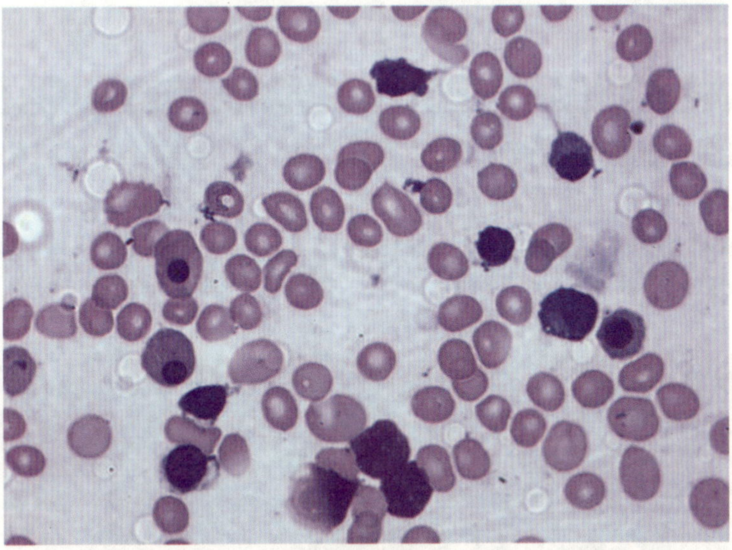

（b）

图 3.3　再生障碍性贫血骨髓涂片（10×100）

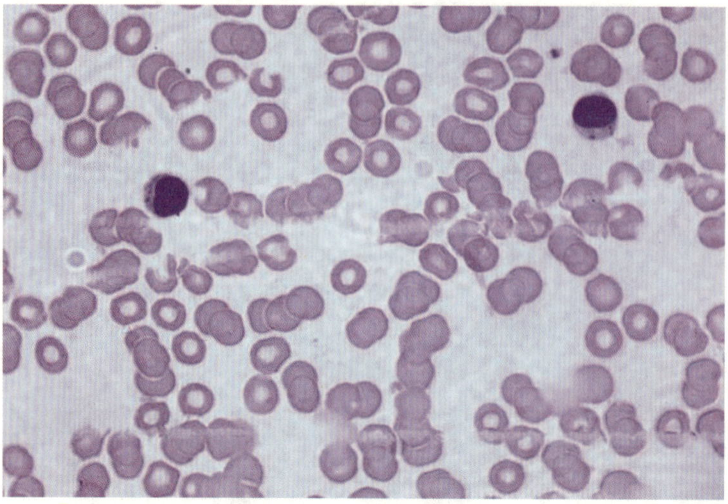

（c）

续图 3.3

第二节　急性白血病病例细胞图片

一、急性髓细胞白血病微分化型（AML-M0 型）骨髓涂片

急性髓细胞白血病微分化型（AML-M0 型）骨髓涂片如图 3.4 所示。

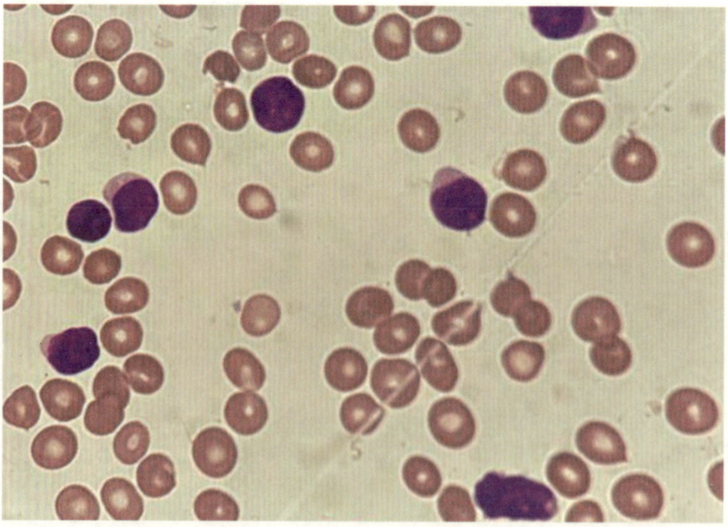

（a）

图 3.4　急性髓细胞白血病微分化型（AML-M0 型）骨髓涂片（10×100）

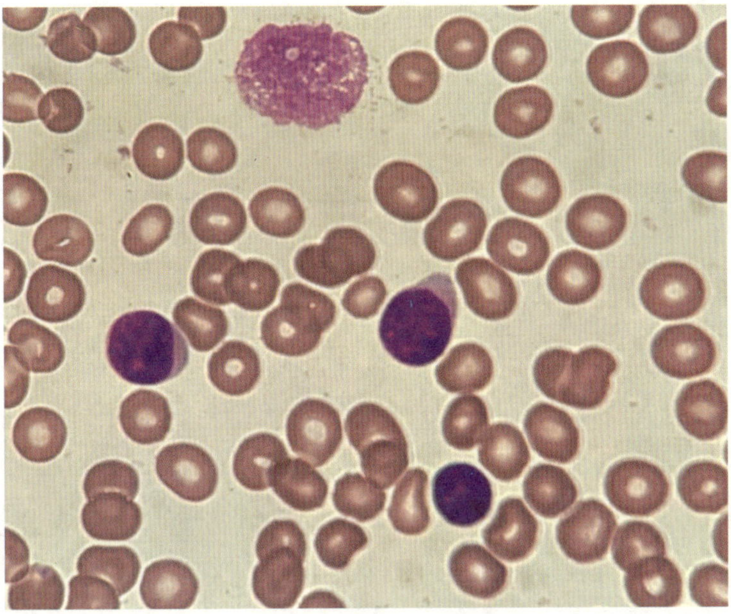

（b）

续图 3.4

二、急性粒细胞白血病未分化型（AML-M1 型）骨髓涂片

急性粒细胞白血病未分化型（AML-M1 型）骨髓涂片如图 3.5 所示。

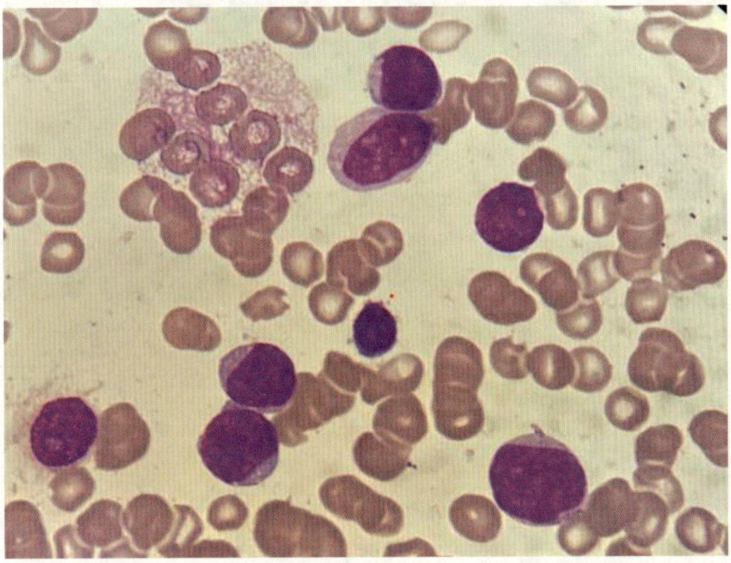

（a）

图 3.5 急性粒细胞白血病未分化型（AML-M1 型）骨髓涂片（10×100）

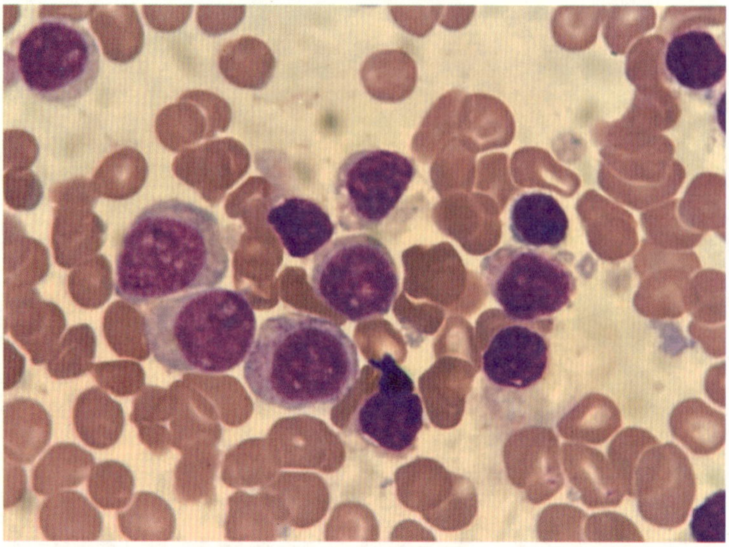

（b）

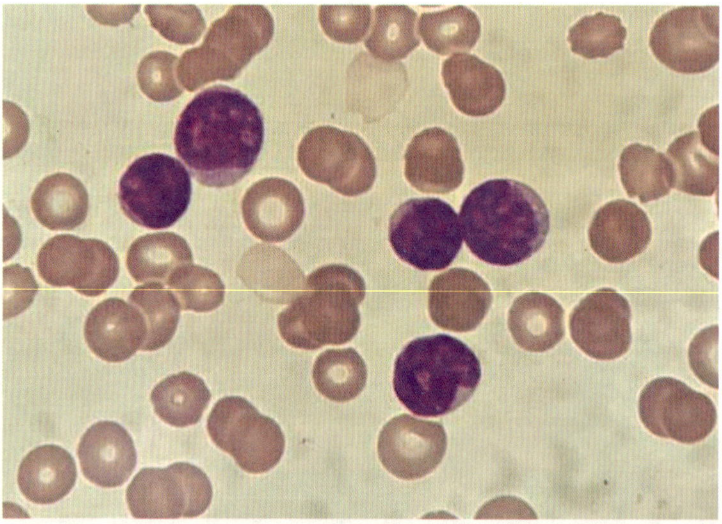

（c）

续图 3.5

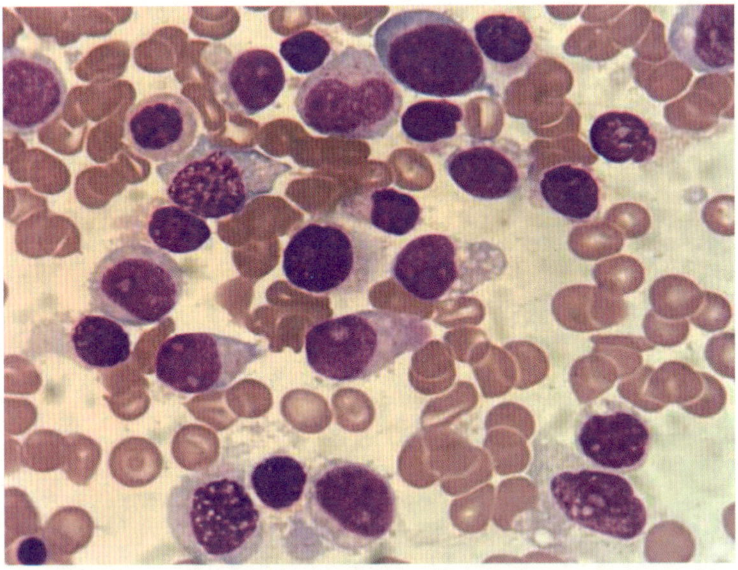

（d）

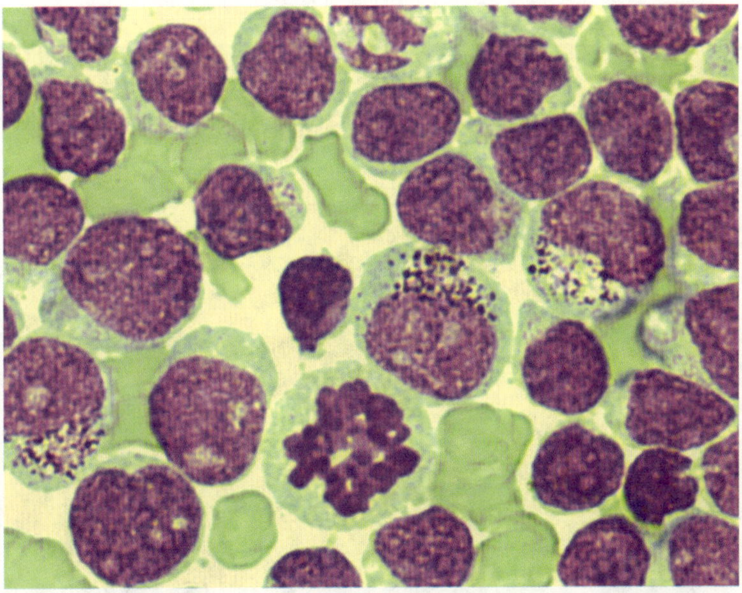

（e）

续图 3.5

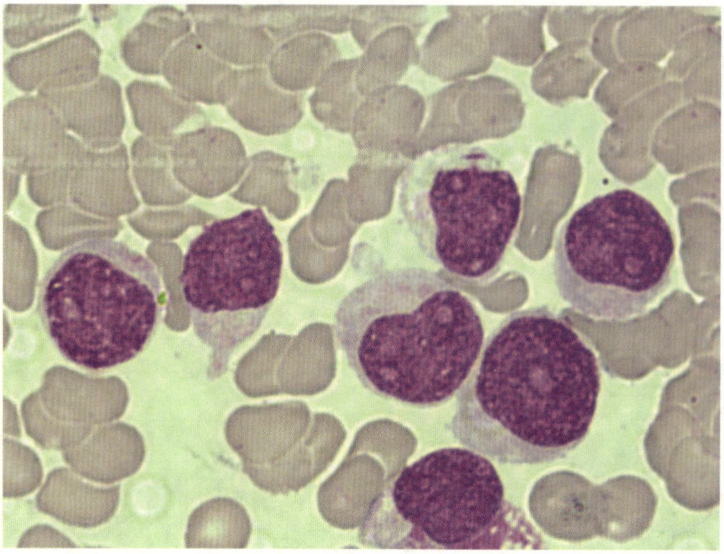

(f)

续图 3.5

三、急性粒细胞白血病部分分化型（AML-M2a 型）骨髓涂片

急性粒细胞白血病部分分化型（AML-M2a 型）骨髓涂片如图 3.6 所示。

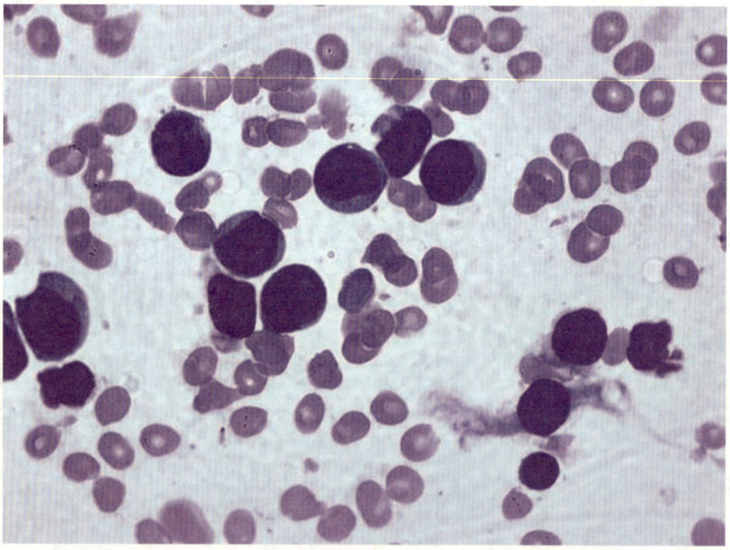

(a)

图 3.6　急性粒细胞白血病部分分化型（AML-M2a 型）骨髓涂片（10×100）

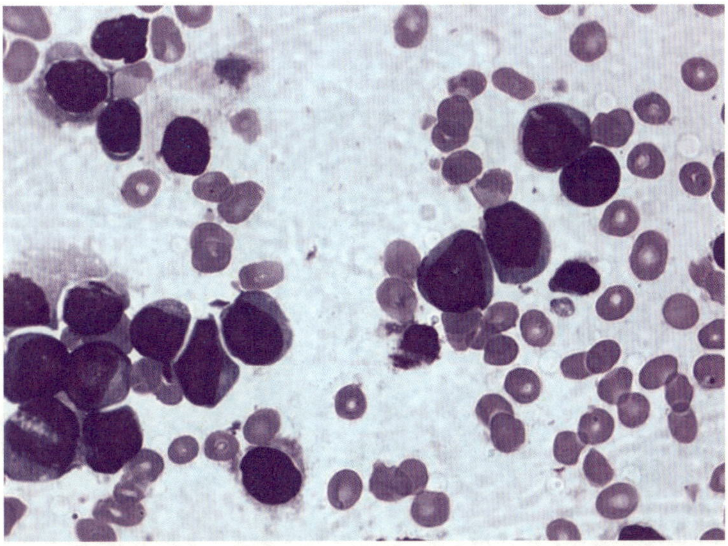

（b）

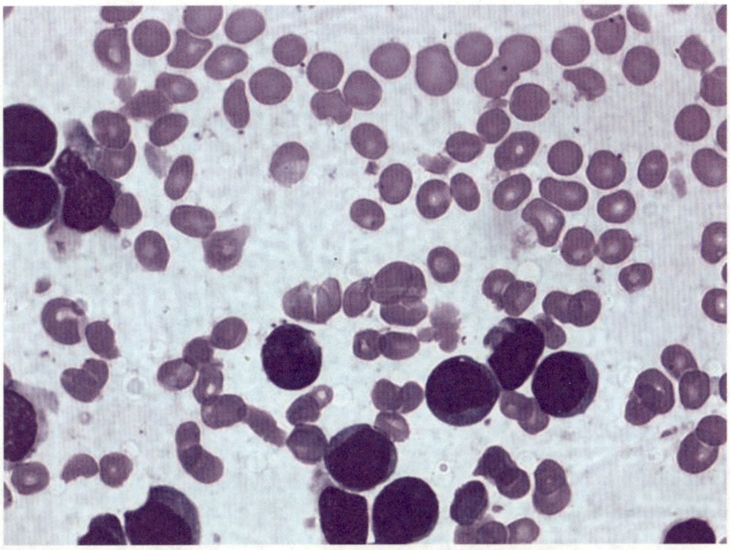

（c）

续图 3.6

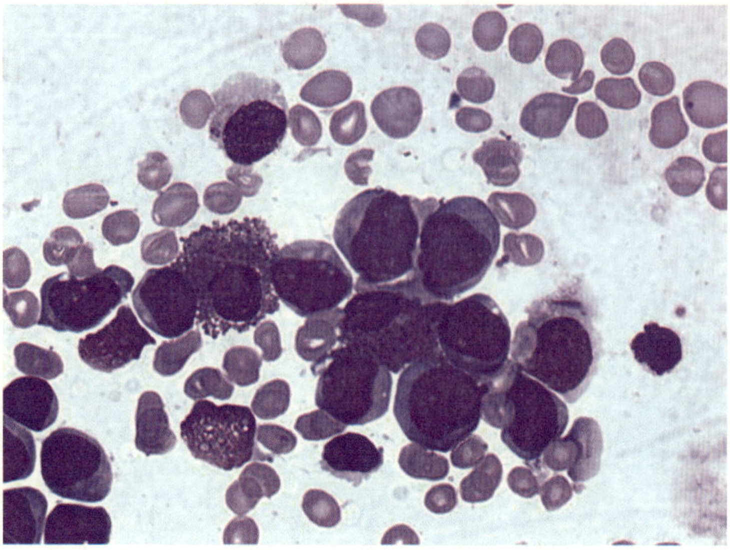

(d)

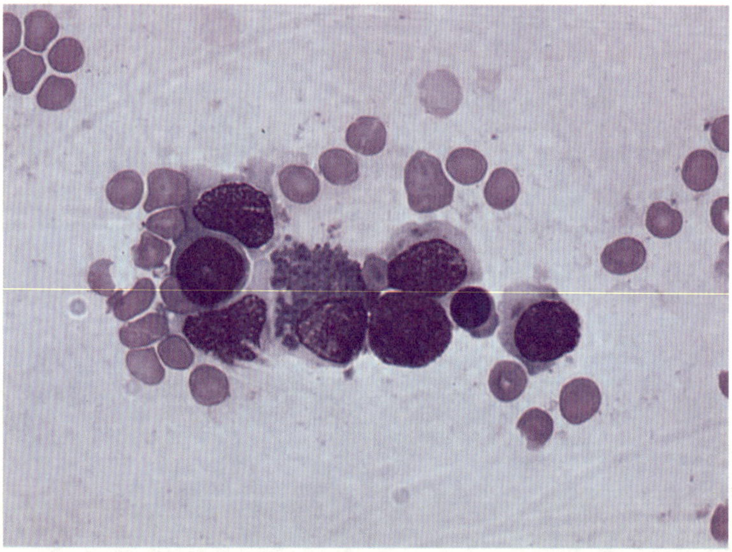

(e)

续图 3.6

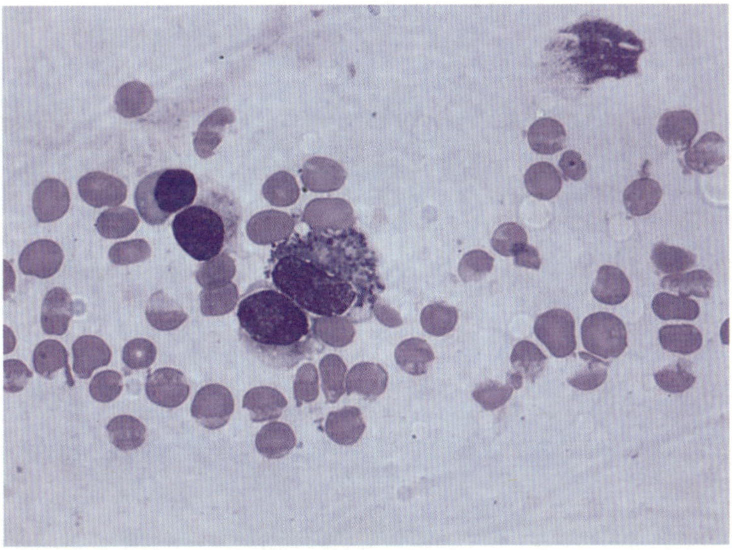

（f）

续图 3.6

四、急性早幼粒细胞白血病（M3 型）骨髓涂片

急性早幼粒细胞白血病（M3 型）骨髓涂片如图 3.7 所示。

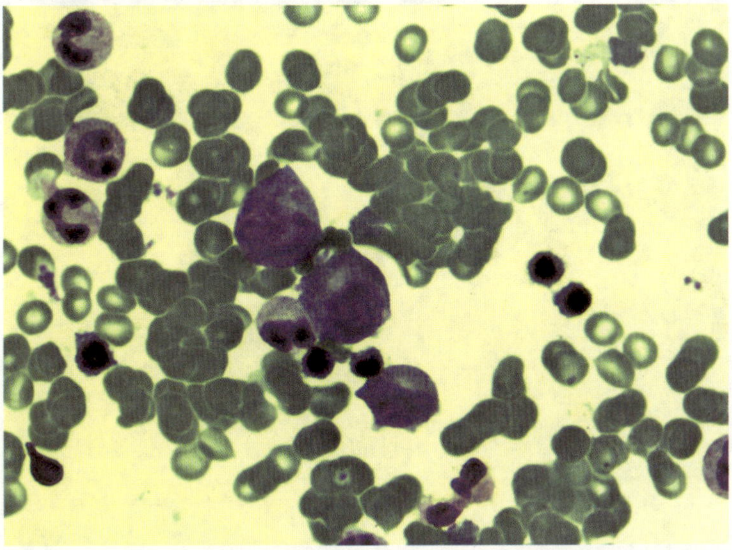

（a）

图 3.7　急性早幼粒细胞白血病（M3 型）骨髓涂片（10×100）

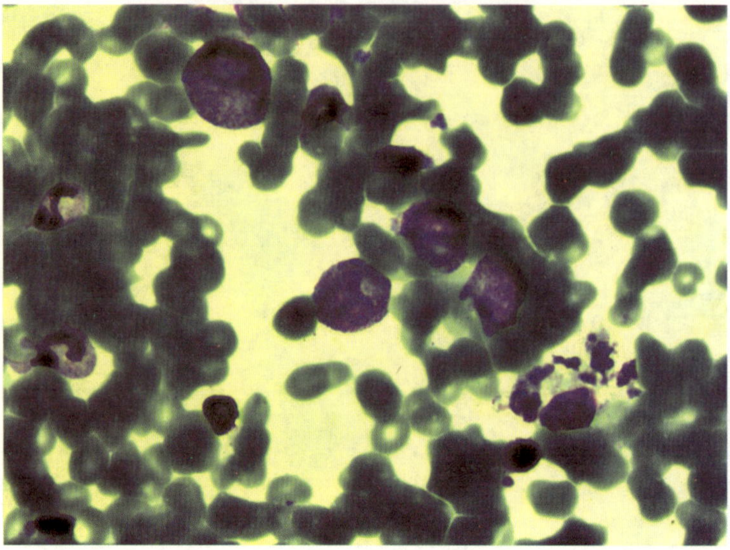

(b)

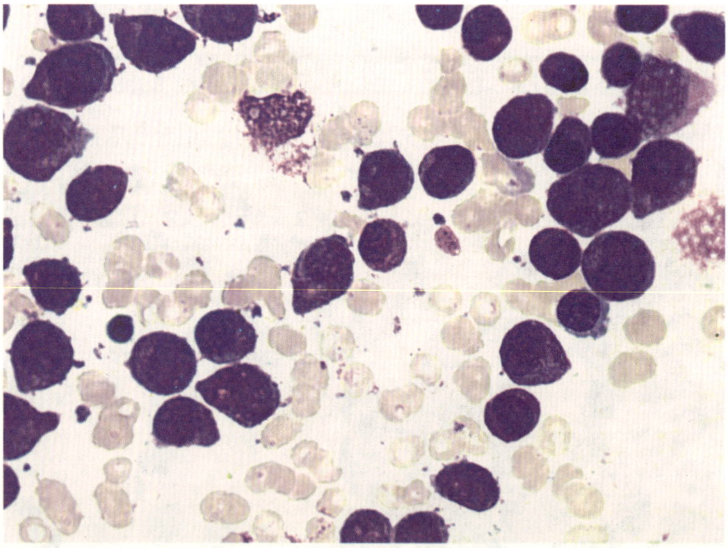

(c)

续图 3.7

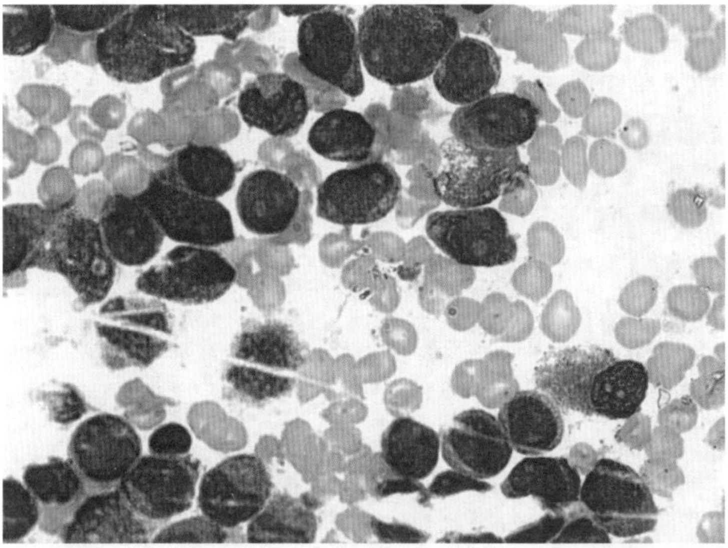

（d）

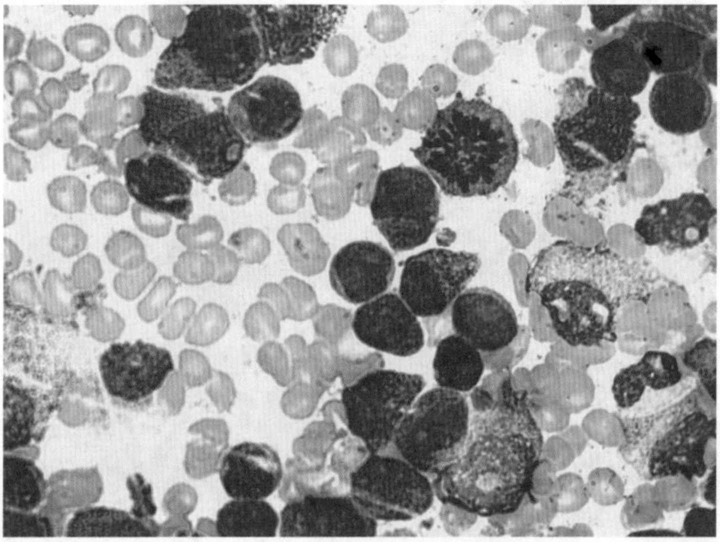

（e）

续图 3.7

五、急性粒－单细胞白血病（M4 型）骨髓涂片

急性粒－单细胞白血病（M4 型）骨髓涂片如图 3.8 所示。

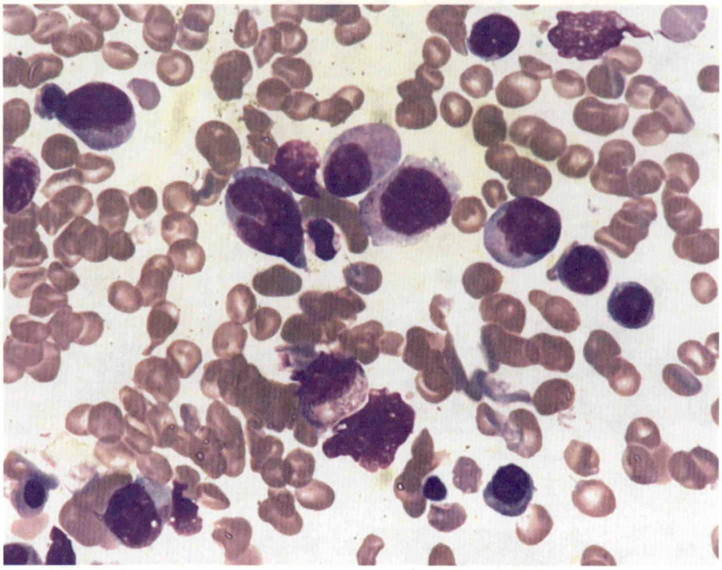

(a)

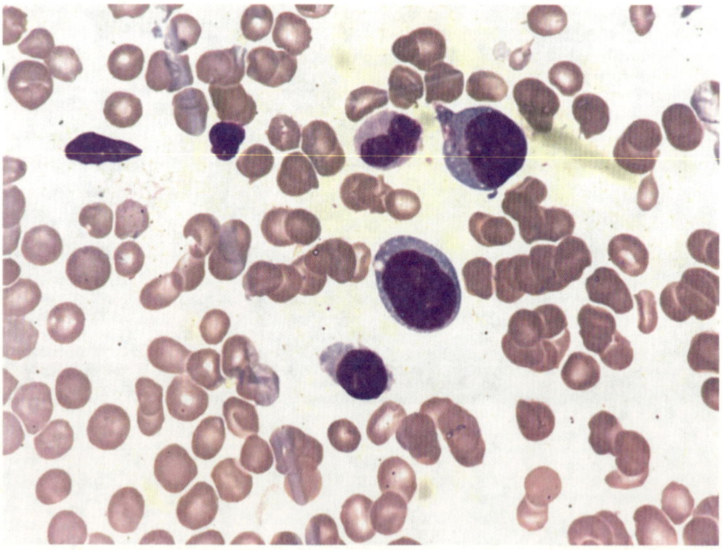

(b)

图 3.8　急性粒－单细胞白血病（M4 型）骨髓涂片（10×100）

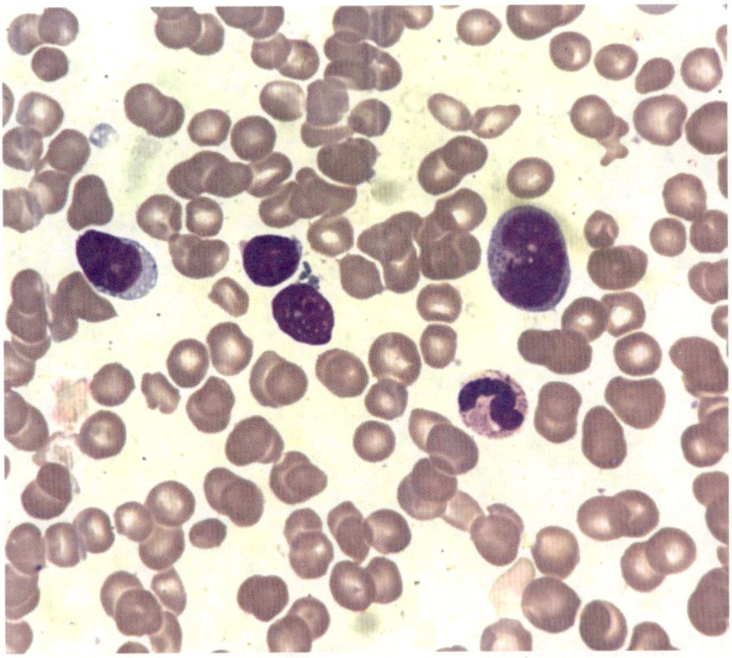

（c）

续图 3.8

六、急性单核细胞白血病（M5 型）骨髓涂片

急性单核细胞白血病（M5 型）骨髓涂片如图 3.9 所示。

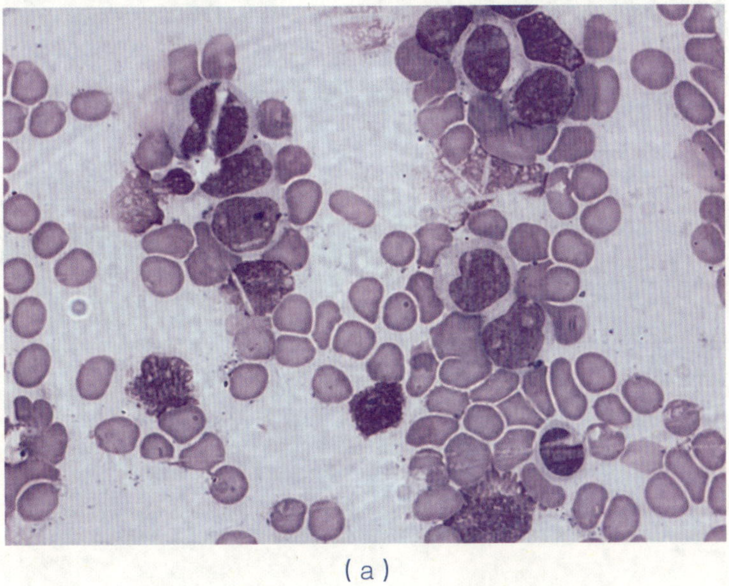

（a）

图 3.9 急性单核细胞白血病（M5 型）骨髓涂片（10×100）

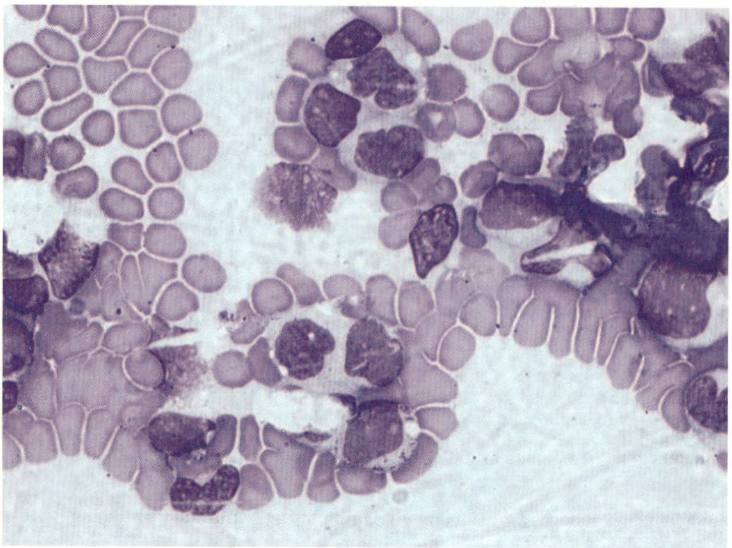

（b）

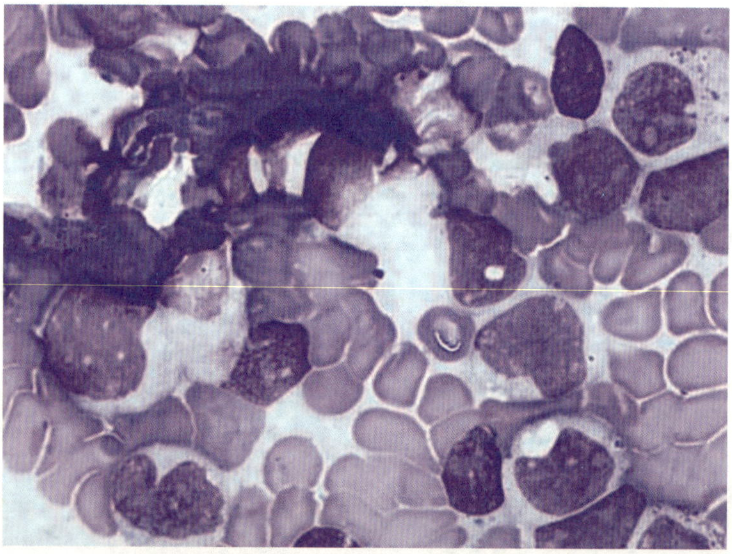

（c）

续图 3.9

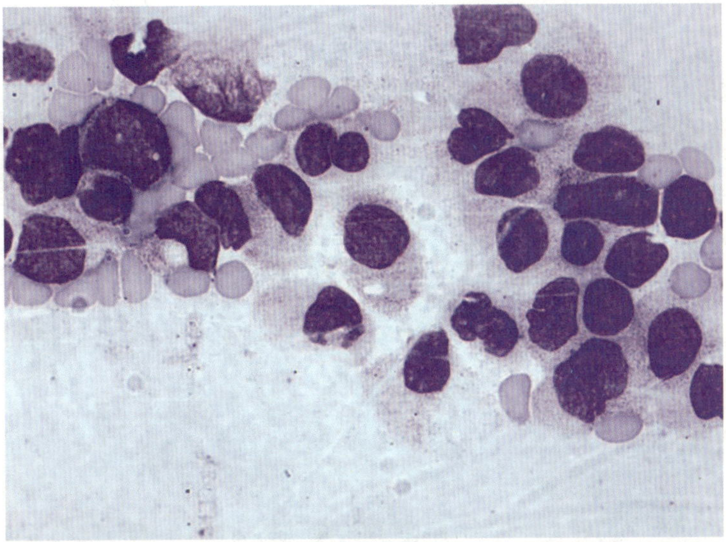

（d）

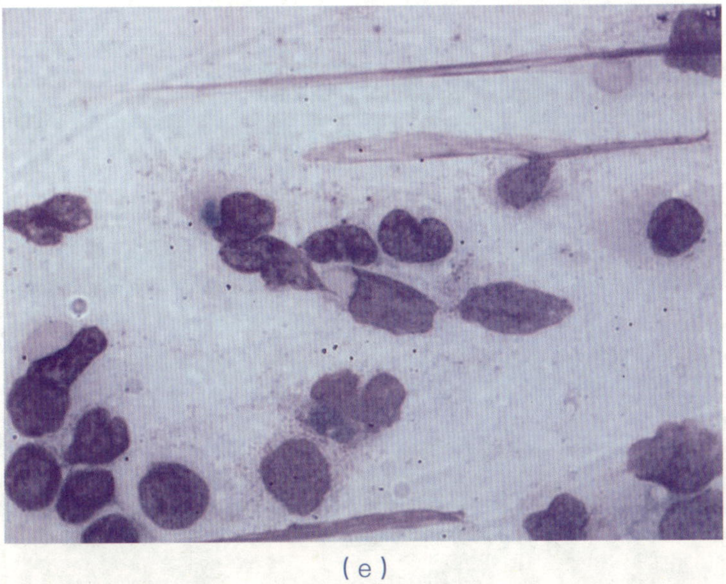

（e）

续图 3.9

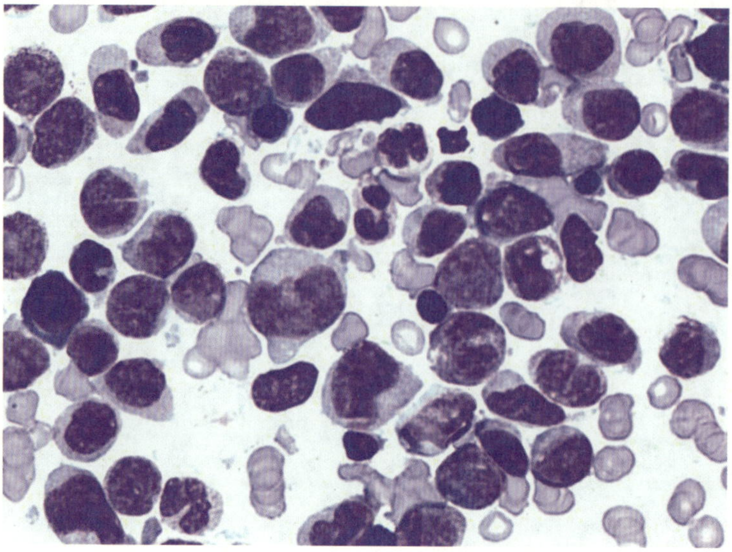

（f）

续图 3.9

七、红白血病（M6 型）骨髓涂片

红白血病（M6 型）骨髓涂片如图 3.10 所示。

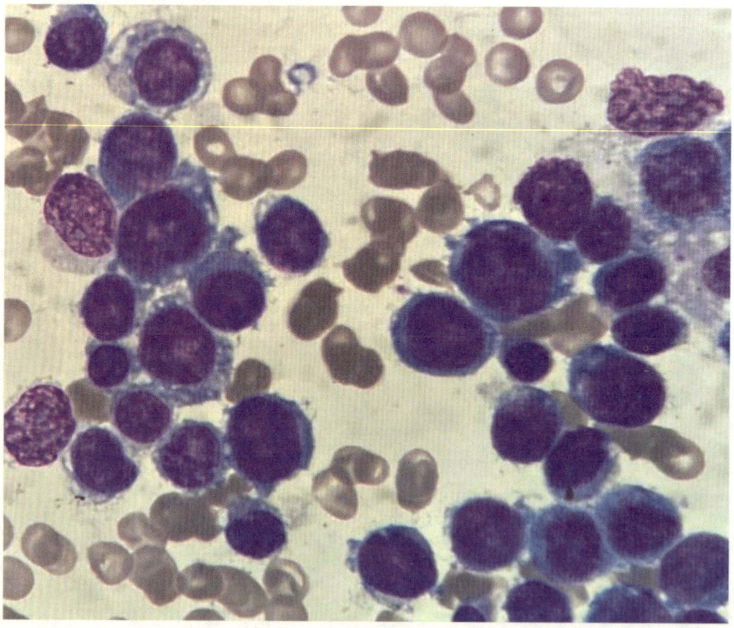

（a）

图 3.10　红白血病（M6 型）骨髓涂片（10×100）

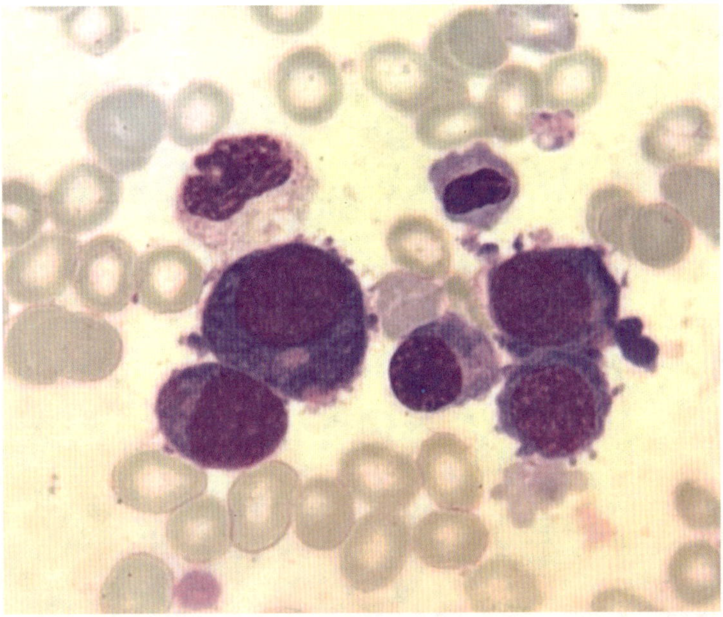

（b）

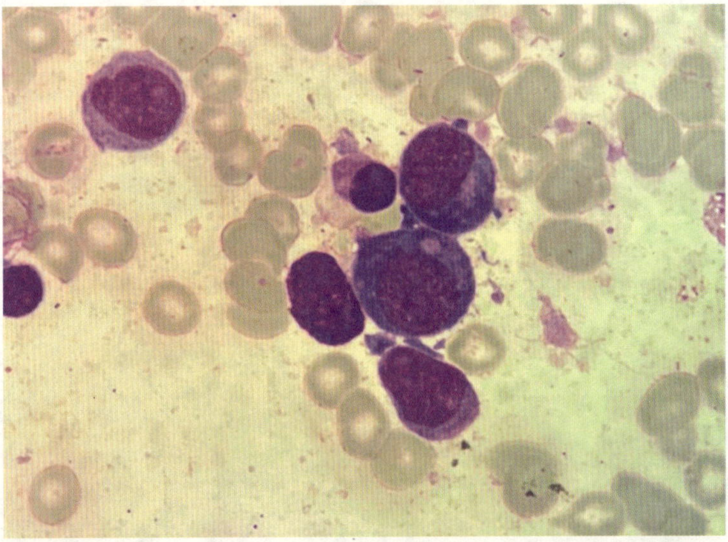

（c）

续图 3.10

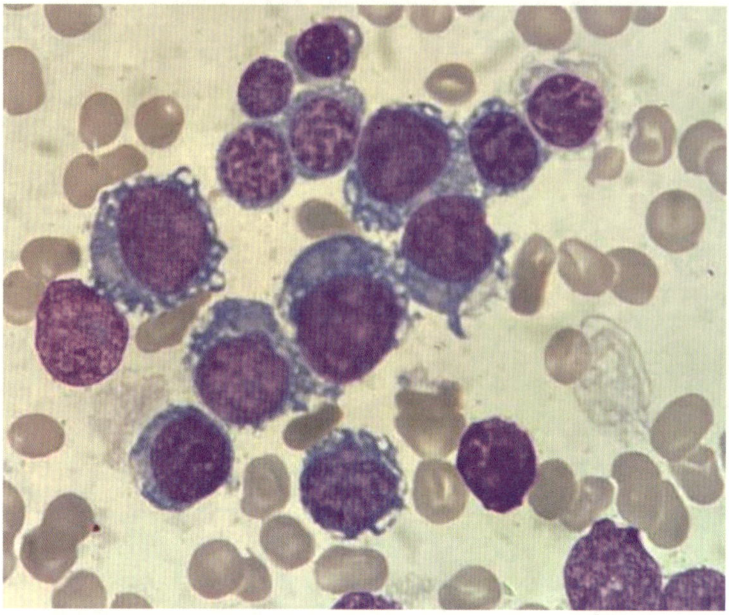

(d)

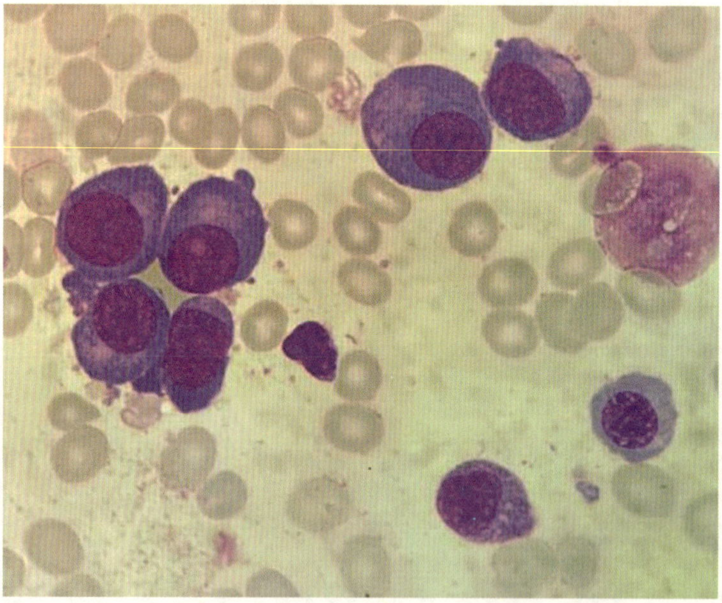

(e)

续图 3.10

八、急性巨核细胞白血病（M7 型）骨髓涂片

急性巨核细胞白血病（M7 型）骨髓涂片如图 3.11 所示。

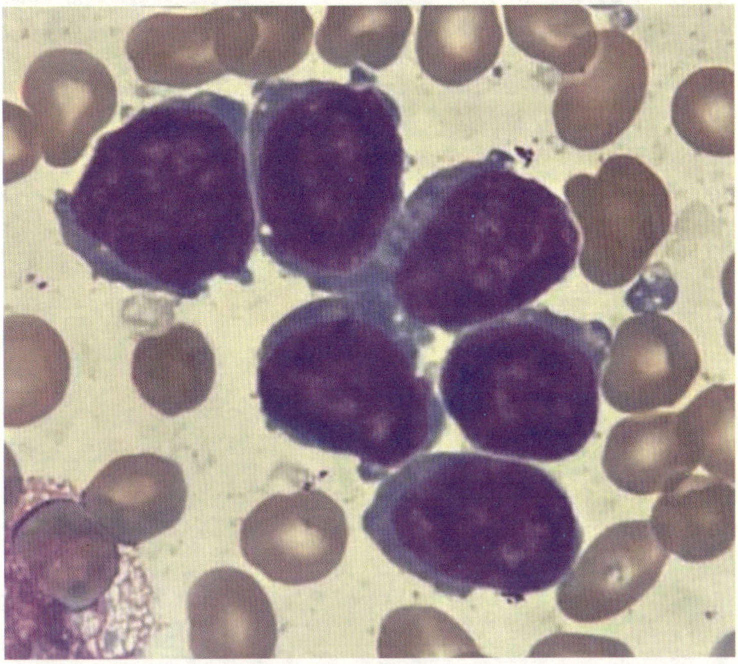

（a）

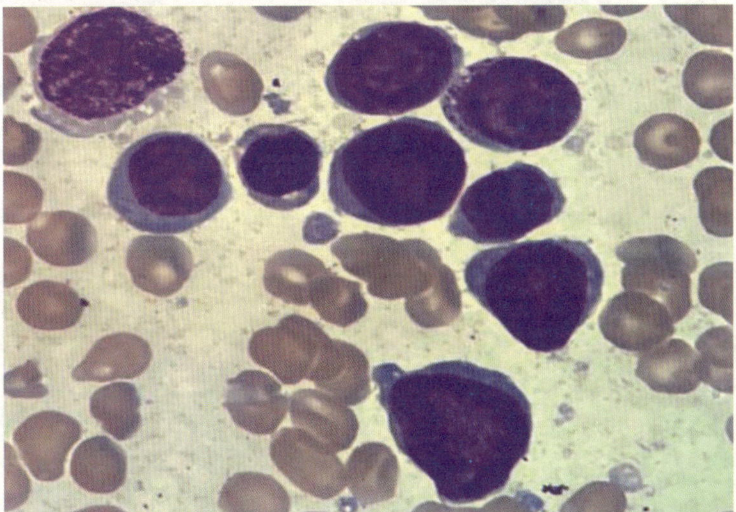

（b）

图 3.11　急性巨核细胞白血病（M7 型）骨髓涂片（10×100）

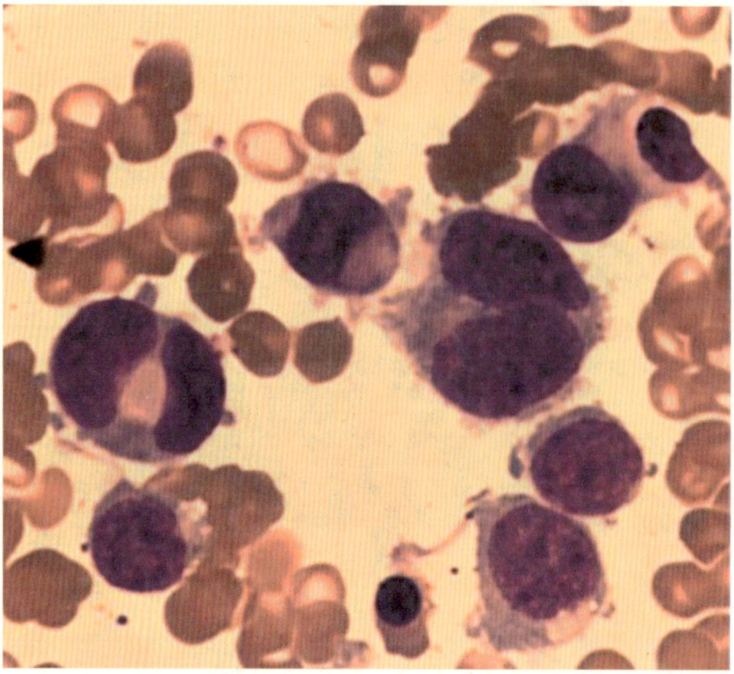

（c）

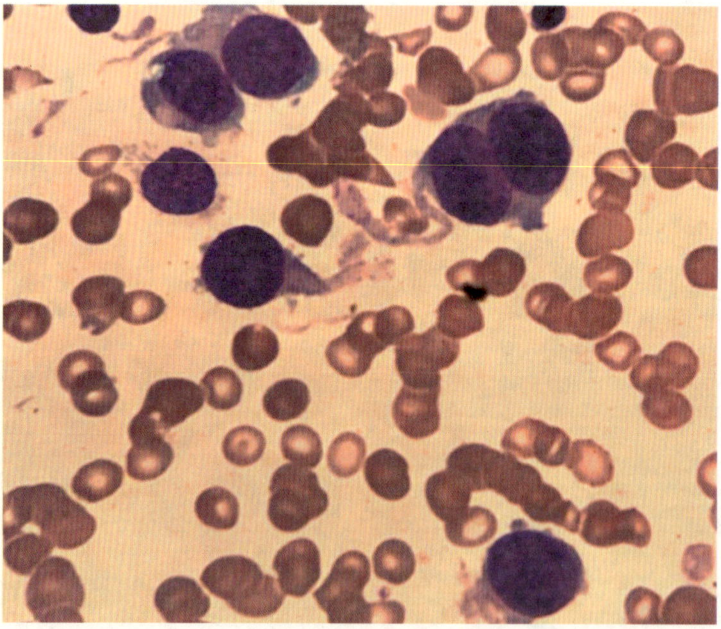

（d）

续图 3.11

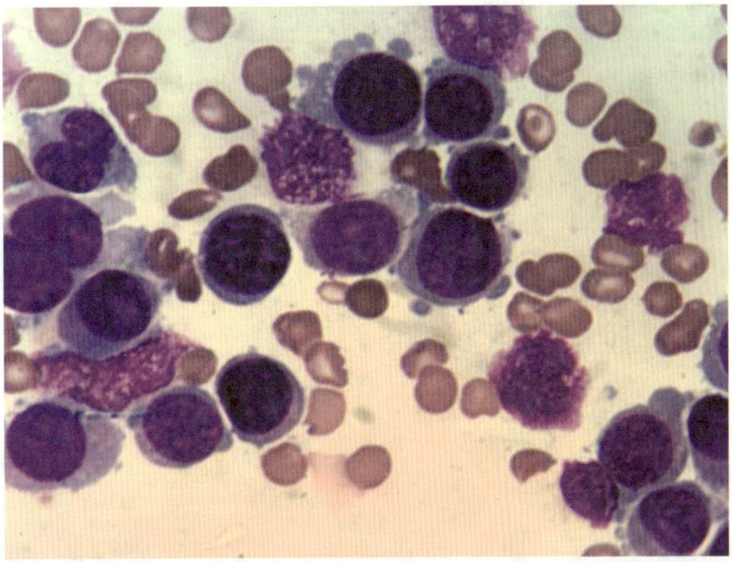

（e）

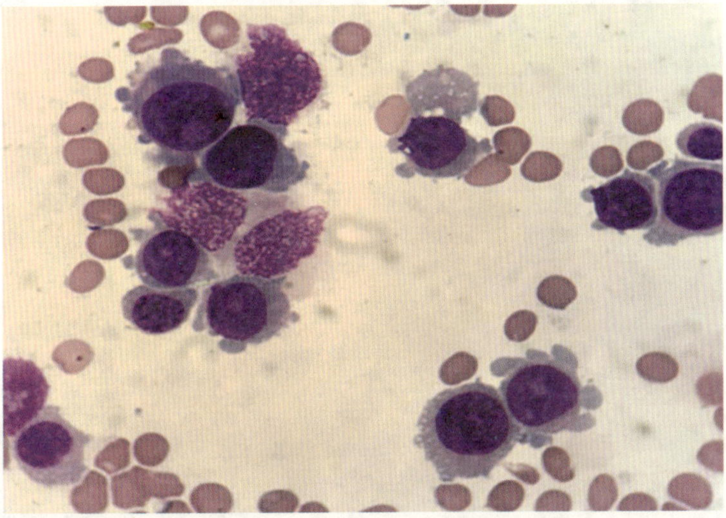

（f）

续图 3.11

九、急性淋巴细胞白血病骨髓涂片

急性淋巴细胞白血病（L1 型和 L2 型）、Burkitt 淋巴瘤骨髓涂片如图 3.12~3.14 所示。

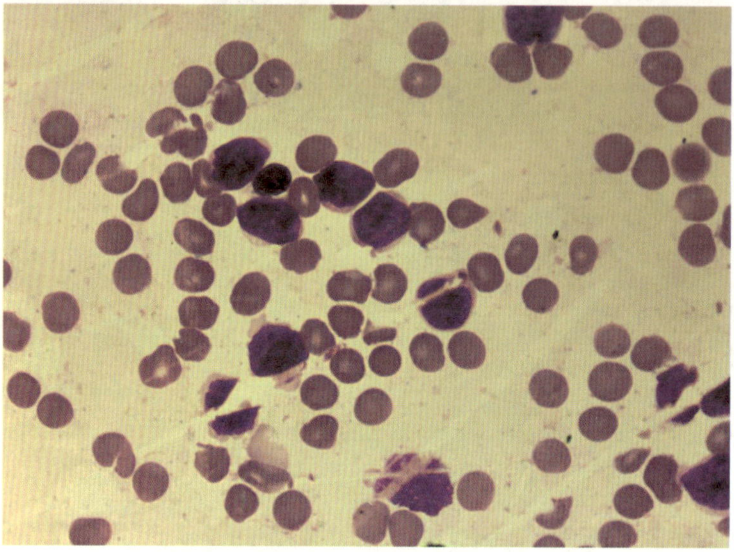

（a）

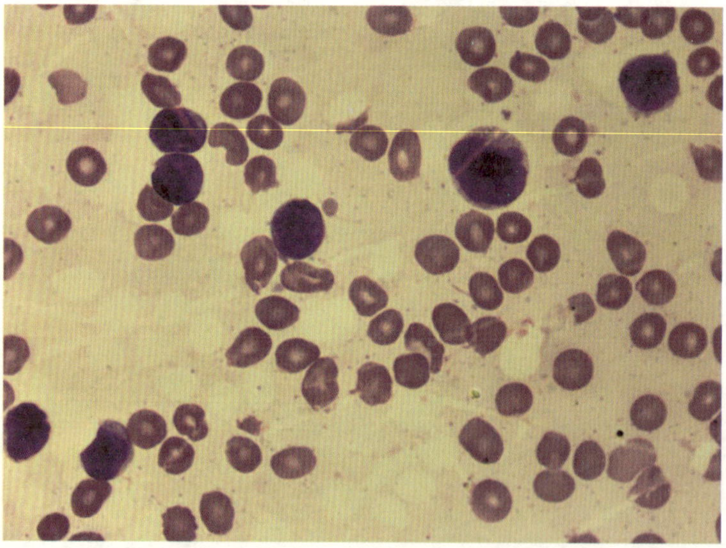

（b）

图 3.12　急性淋巴细胞白血病（L1 型）骨髓涂片（10×100）

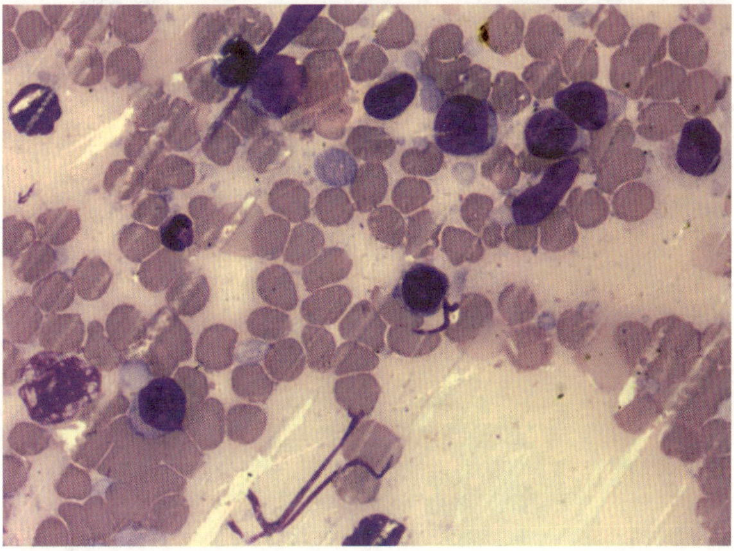

(a)

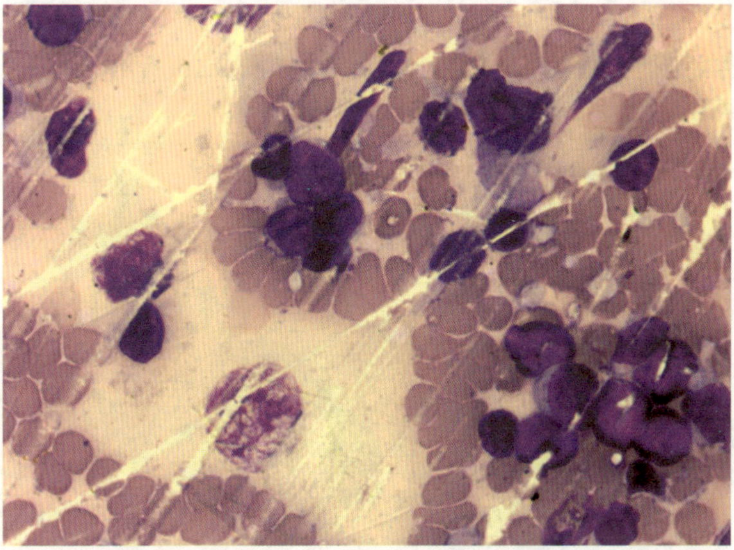

(b)

图 3.13　急性淋巴细胞白血病（L2 型）骨髓涂片（10×100）

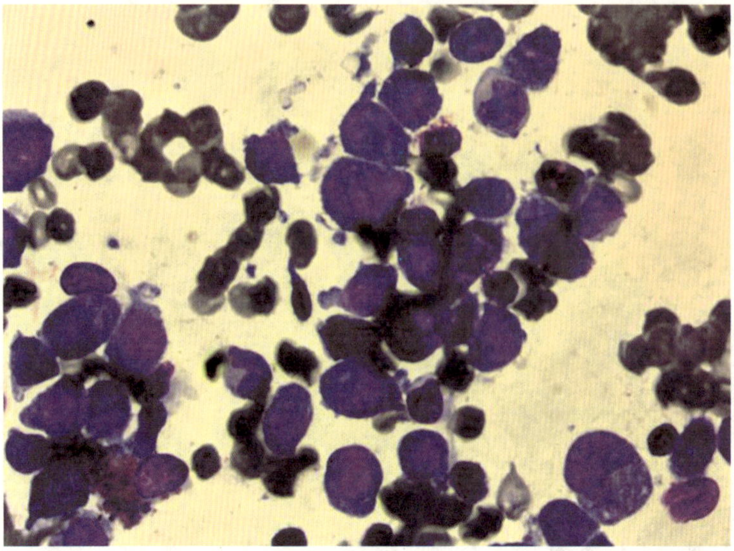

图 3.14　Burkitt 淋巴瘤骨髓涂片（10×100）

第三节　慢性白血病病例细胞图片

慢性粒细胞白血病（CML）骨髓涂片如图 3.15 所示。

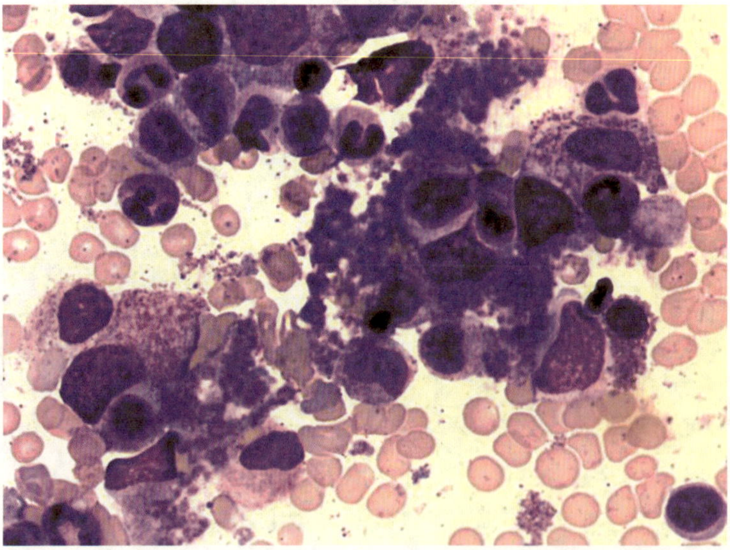

（a）

图 3.15　慢性粒细胞白血病（CML）骨髓涂片（10×100）

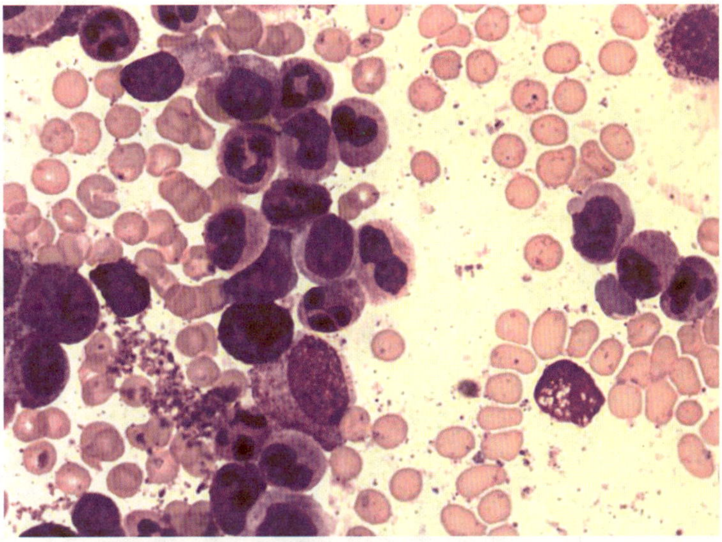

（b）

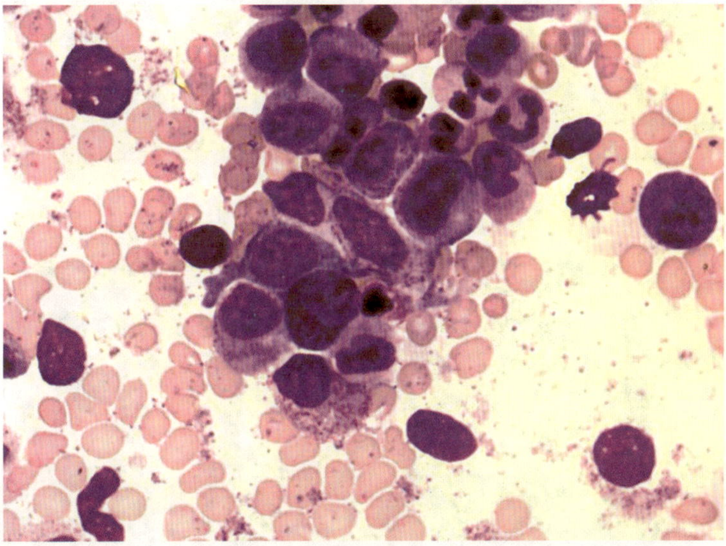

（c）

续图 3.15

第四节　多发性骨髓瘤病例细胞图片

多发性骨髓瘤骨髓涂片如图 3.16 所示。

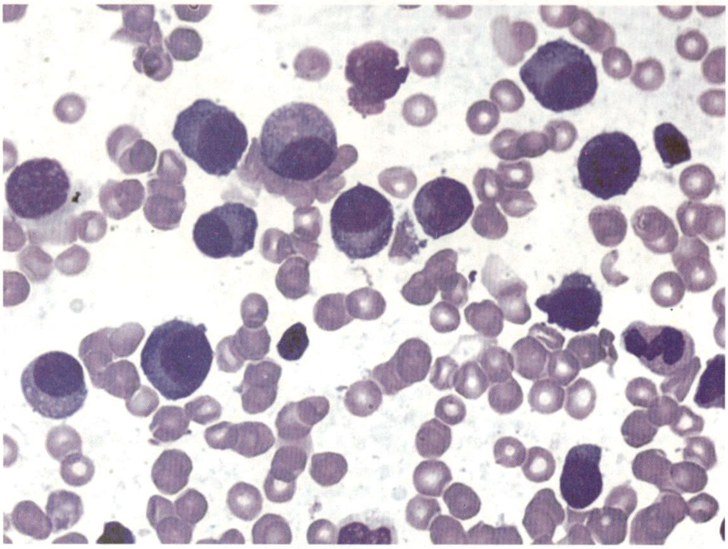

(a)

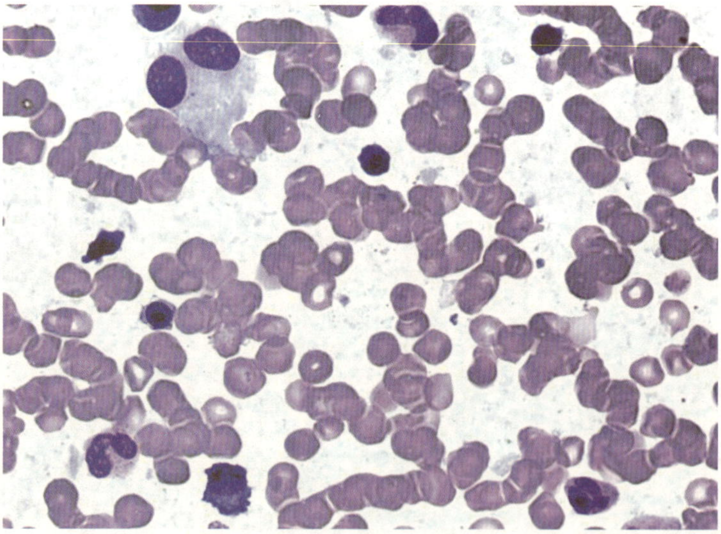

(b)

图 3.16　多发性骨髓瘤骨髓涂片（10×100）

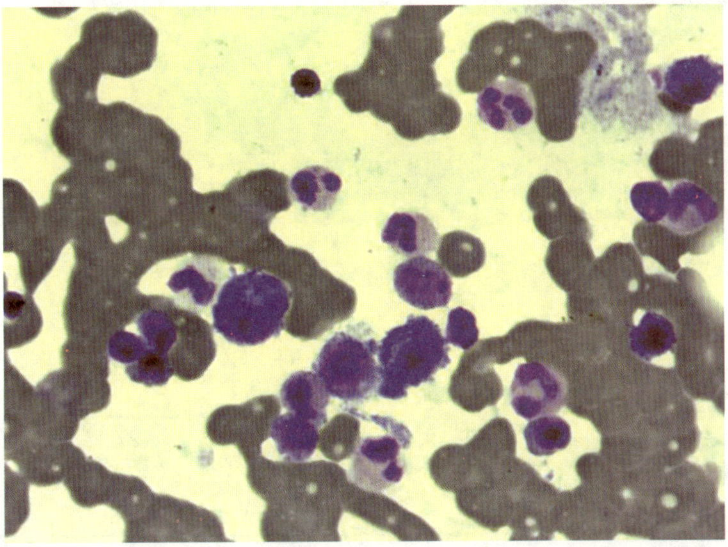

（c）
续图 3.16

第四章

血液系统疾病科普

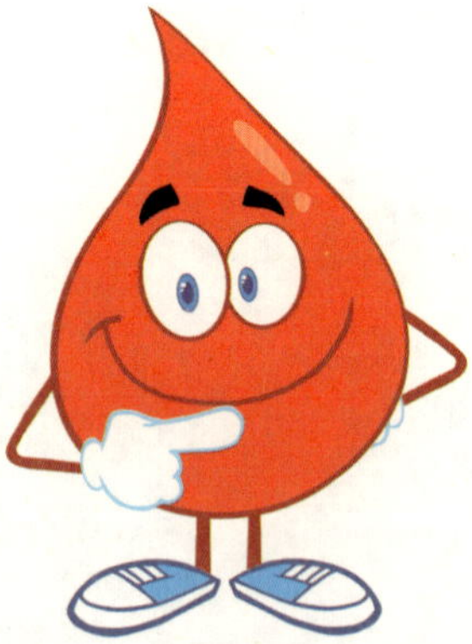

第一节　红细胞系统

正常红细胞呈双面圆盘状，平均直径为 7.2~8 μm，直径通常为 6~9 μm，这种形态特点使得红细胞具有较大的表面积，有利于气体交换。维持红细胞的正常形态能够使其顺利通过血管及血窦，染色后细胞质呈浅红色，中央淡染且呈淡粉红色或浅橘色，无细胞核及其他细胞器，内部主要成分是血红蛋白。正常红细胞的功能包括以下几方面：

1.运输氧气(O_2)和二氧化碳(CO_2)

（1）氧气的运输。

红细胞内含有血红蛋白，血红蛋白是一种由珠蛋白和血红素组成的结合蛋白。血红素中心的亚铁离子（Fe^{2+}）能够与氧气发生可逆性结合。当血液流经肺部时，肺泡中的氧气分压高，血红蛋白就会与氧气结合，形成氧合血红蛋白（HbO_2），这种结合是松散的，当血液流经组织时，由于组织中的氧气分压低，二氧化碳分压高，氧合血红蛋白就会释放氧气，供组织细胞利用。

（2）二氧化碳的运输。

红细胞在二氧化碳运输中也起到关键作用。组织细胞代谢产生的二氧化碳，大部分在红细胞内通过碳酸酐酶的催化作用，与水反应生成碳酸（H_2CO_3），碳酸又会迅速解离成氢离子（H^+）和碳酸氢根离子（HCO_3^-）。碳酸氢根离子通过红细胞膜上的载体扩散到血浆中，与血浆中的钠离子（Na^+）结合形成碳酸氢钠（$NaHCO_3$）进行运输。同时，一小部分二氧化碳可以直接与血红蛋白的氨基结合，形成氨基甲酰血红蛋白进行运输。当血液流经肺部时，这些二氧化碳又会被释放出来，排出体外。

2.维持酸碱平衡

红细胞内含有多种缓冲物质，如血红蛋白、碳酸酐酶等。如前面提到的二氧化碳运输过程中，红细胞内的碳酸酐酶可以催化二氧化碳和水的反应，调节碳酸的生成和分解，对维持血浆 pH 的稳定起到重要作用。

血红蛋白本身也是一种重要的缓冲剂，它可以与氢离子结合，从而缓冲血液中的酸碱度变化。当血液中酸性物质增加时，血红蛋白可以接受氢离子，防止血液 pH 过度下降；当碱性物质增加时，血红蛋白可以释放氢离子，防止血液 pH 过度上升。

3.免疫功能

（1）免疫黏附作用。

红细胞表面有补体 C3b 受体（CR1），能够识别并结合抗原 - 抗体 - 补体复合物。通过这种免疫黏附作用，红细胞可以将循环免疫复合物（CIC）运输到肝脏和脾脏等免疫器官，由吞噬细胞进行清除，从而避免循环免疫复合物在血管壁等组织沉积，减少免疫复合物病的发生。

（2）调节补体系统。

红细胞可以通过其表面的 CR1 等受体，调节补体的激活和活性。它可以抑制补体过度激活，防止补体对自身组织的损伤。同时，红细胞还可以促进补体介导的吞噬作用，增强机体的抗感染能力。

（3）对淋巴细胞的调节作用。

红细胞能够调节淋巴细胞的功能。例如，红细胞可以增强 T 淋巴细胞的免疫反应，促进淋巴细胞的增殖和细胞因子的分泌。这种调节作用有助于维持机体免疫系统的平衡和稳定。

红细胞的一生

红细胞起源于骨髓中的造血干细胞，造血干细胞可以分化为原始红细胞，在促红细胞生成素（EPO）等多种细胞因子的调节下，经过一系列的增殖和分化步骤，发育为原始红细胞、早幼红细胞、中幼红细胞、晚幼红细胞。在这个过程中，细胞的形态和内部结构也在不断变化。随着细胞的成熟，胞体变小，细胞核及细胞器浓缩变小被排除细胞外，形成网织红细胞。其中，促红细胞生成素是调节红细胞生成的关键激素。它主要由肾脏产生，在机体缺氧时，肾脏会感知到氧分压下降，从而增加促红细胞生成素的分泌。促红细胞生成素可以刺激红系祖细胞的增殖和分化，加速红细胞的生成。此外，铁、维生素 B_{12} 和叶酸等营养物质也是红细胞成熟所必需的。铁是合成血红蛋白的重要原料，维生素 B_{12} 和叶酸参与 DNA 合成，保证红细胞正常的分裂和增殖。

在网织红细胞形成后，细胞内仍含有少量的核糖体等细胞器，通过煌焦油蓝染色可以观察到蓝色的网状结构。网织红细胞在骨髓中停留 1~2 d 后会被释放到血液循环中。在血液循环中，网织红细胞继续成熟，核糖体等细胞器逐渐消失，最终成为成熟的红细胞。

成熟的红细胞在血液循环中随着血流流动，在肺部摄取氧气，形成氧合血红蛋白。然后将氧气运输到全身各个组织和器官，同时将组织和器官产生的二氧化碳运输到肺部排出体外。在此期间，红细胞要通过心脏、脾脏、毛细血管等或有压力或狭小的空间，并且要维持正常形态，具有良好的形变能力以维持正常的携氧能力。红细胞在这个过程中不断地循环往复，平均寿命为 120 d 左右。

随着红细胞在血液循环中存活时间的延长，红细胞会逐渐衰老。衰老红细胞的细胞膜的柔韧性降低，细胞膜上的糖蛋白和糖脂成分发生改变，血红蛋白的结构和功能出现异常等。这些变化会导致红细胞的变形能力下降，膜通透性增加，其特殊的微循环结构使得衰老红细胞在通过脾脏时容易被滞留，在脾脏中巨噬细胞可以识别衰老红细胞表面的变化，通过吞噬作用将其清除。红细胞被清除后，其中的铁等成分可以被回收利用，用于合成新的红细胞。

衰老红细胞主要在脾脏、肝脏等网状内皮系统中被清除。脾脏是清除衰老红细胞的主要场所，肝脏中的枯否细胞（Kupffer cells）也参与衰老红细胞的清除过程。

第二节　红细胞系统疾病

一、贫血概述

贫血是指单位容积循环血液中血红蛋白（Hb）浓度、红细胞数量（RBC）及血细胞比容（HCT）低于本地区、同龄、同性别的参考区间下限的一种症状。

Wintrobe 贫血分类是一种较为经典的贫血分类方法，主要是基于红细胞的大小（平均红细胞体积，MCV）和血红蛋白浓度（平均红细胞血红蛋白浓度，MCHC）进行分类。

1.正细胞正色素性贫血

（1）特点。

MCV 正常（在 80~100 fL 之间），MCHC 正常（在 32%~36% 之间）。

（2）常见病因及机制。

①急性失血性贫血。如外伤、手术等导致大量失血，短时间内红细胞的形态和血红蛋白含量来不及改变。此时身体处于应激状态，骨髓还未充分反应来调整红细胞的生成，所以红细胞形态基本正常。

②再生障碍性贫血。再生障碍性贫血是由多种因素（如药物、化学物质、辐射等）引起的骨髓造血功能衰竭。造血干细胞受损，使得全血细胞减少，红细胞生成减少，但生成的红细胞在形态和血红蛋白含量方面仍保持相对正常。

③部分溶血性贫血早期。当红细胞遭到破坏后，骨髓会代偿性增加造血。在早期阶段，新生成的红细胞形态和血红蛋白含量可能还保持正常状态。

（3）临床表现。

①急性失血性贫血。如果失血量较大，患者会出现面色苍白、头晕、心慌、血压下降等休克表现。同时，还可能出现口渴、四肢厥冷等症状。

②再生障碍性贫血。除了贫血症状（如乏力、活动后气促等）外，还可能有出血倾向，如皮肤瘀点、瘀斑、鼻出血、牙龈出血等，并且容易发生感染，因为白细胞生成也受到影响。

③溶血性贫血早期。可能会有轻微的贫血症状，随着溶血的持续，可能会出现黄疸（皮肤和巩膜黄染）、脾肿大等症状。

2.大细胞正色素性贫血

（1）特点。

MCV 增大（大于 100 fL），MCHC 正常（在 32%~36% 之间）。

（2）常见病因及机制。

巨幼细胞贫血主要是由于叶酸和（或）维生素 B_{12} 缺乏。叶酸参与 DNA 合成的一碳单位传递过程，维生素 B_{12} 则在同型半胱氨酸甲基化生成甲硫氨酸的过程中起辅酶作用。缺乏这两种物质时，DNA 合成障碍，骨髓内幼红细胞分裂、增殖速度减慢，导致细胞核发育落后于细胞质，红细胞体积增大，但血红蛋白合成相对正常，所以是大细胞正色素性。

（3）临床表现。

①一般贫血症状。如面色苍白、头晕、乏力等。

②消化系统症状。患者可能出现舌炎（舌乳头萎缩、舌面光滑），还可能有口腔溃疡、食欲缺乏、腹胀等症状。

③神经系统症状。因为维生素 B_{12} 缺乏会影响神经系统，患者可能出现肢体麻木、感觉异常、共济失调、记忆力减退等症状。

3.小细胞低色素性贫血

（1）特点。

MCV 减小（小于 80 fL），MCHC 降低（低于 32%）。

（2）常见病因及机制。

①缺铁性贫血。铁是合成血红蛋白的关键原料。当铁摄入不足（如婴幼儿未及时添加含铁辅食、长期素食等）、吸收障碍（如胃大部切除术后）或丢失过多（如慢性失血，像女性月经量过多、痔疮出血等）时，血红蛋白合成减少。由于血红蛋白不足，红细胞体积变小，颜色变浅，导致小细胞低色素性贫血。

②地中海贫血。地中海贫血是一种遗传性溶血性贫血。由于珠蛋白基因缺陷，导致珠蛋白合成障碍，使得血红蛋白的组成成分异常。红细胞内的血红蛋白含量减少，体积变小，颜色变浅。

（3）临床表现。

①缺铁性贫血。除了一般贫血症状外，可能出现异食癖，比如喜欢吃泥土、墙皮等非食物物质。还可能有匙状甲，即指甲中央凹陷，边缘翘起，形似小勺子。患者还会表现出易疲劳、注意力不集中等。

②地中海贫血。轻型地中海贫血患者可能仅有轻度贫血表现，重型患者除贫血外，还会出现肝和脾肿大、发育障碍、黄疸等症状。

二、缺铁性贫血

缺铁性贫血是由于体内铁缺乏，导致血红蛋白合成减少，进而引起的贫血。它是最常见的贫血类型，在全球范围内都有较高的发病率。

人体中铁的来源主要有两个方面，一是外源性铁，即从食物中获取。食物中的铁分为血红素铁和非血红素铁。血红素铁主要存在于肉类、鱼类、禽类等动物性食品中，这种铁的吸收利用率高。非血红素铁主要存在于植物性食物中，如谷物、蔬菜等，吸收利用率相对较低。二是内源性铁，即红细胞衰老破坏后释放的铁，这部分铁大部分被重新利用。铁的吸收主要在十二指肠和空肠上段。影响铁吸收的因素有很多，例如胃酸可以将食物中的 Fe^{3+} 还原为 Fe^{2+}，有利于铁的吸收；维生素 C 也能将 Fe^{3+} 还原为 Fe^{2+}，并且可以与铁形成可溶性复合物，促进铁的吸收。而植酸、鞣酸等物质会与铁结合，形成难溶性复合物，阻碍铁的吸收。吸收后的铁与转铁蛋白结合，被转运到身体各个组织。在骨髓中，铁用于血红蛋白的合成。多余的铁则以铁蛋白和含铁血黄素的形式储存于肝脏、脾脏和骨髓等器官。铁蛋白是一种水溶性的铁储存蛋白，而含铁血黄素是一种不溶性的复合物，是铁的主要储存形式之一。

1.病因

（1）铁摄入不足。

铁摄入不足是缺铁性贫血常见的原因之一。例如婴幼儿、儿童在生长发育过程中，如果没有及时添加含铁丰富的辅食，就容易出现铁摄入不足。还有长期素食的人群，由于植物性食物中的铁吸收利用率低，也可能导致铁摄入不足。

（2）铁吸收障碍。

一些胃肠道疾病会影响铁的吸收。比如在胃大部切除术后，胃酸分泌减少，影响了铁的还原和吸收；还有慢性腹泻，会导致铁吸收不良。此外，某些药物也可能干扰铁的吸收，如四环素等。

（3）铁丢失过多。

慢性失血是导致铁丢失过多的主要原因。在女性中，月经量过多是常见的因素，如子宫肌瘤、功能性子宫出血等疾病导致每个月的失血量较多。另外，痔疮出血、消化道溃疡出血、钩虫感染（钩虫会吸附在小肠黏膜上吸血）等情况也会导致长期的慢性失血，进而引起铁的丢失。

2.临床表现

（1）一般贫血表现。

患者会出现面色苍白、睑结膜苍白、口唇苍白等皮肤黏膜苍白的症状。还会感到头晕、耳鸣、乏力、心慌、气短等，这些症状在活动后会加重。因为贫血导致身体各器官的氧气供应不足，大脑、心脏等器官的功能受到影响。

（2）特殊表现。

部分患者会出现异食癖，喜欢吃一些非食物的东西，如泥土、墙皮、纸张等。还可能出现匙状甲，即指甲中央凹陷，边缘翘起，形状像一个小勺子。另外，患者可能会有吞咽困难，这是因为食管黏膜在缺铁的情况下会发生变化，出现食管蹼等病变。

3.实验室检查

（1）血常规。

血红蛋白（Hb）质量浓度降低，男性 Hb < 120 g/L，女性 Hb < 110 g/L。红细胞呈小细胞低色素性改变，平均红细胞体积（MCV）< 80 fL，平均红细胞血红蛋白含量（MCH）< 27 pg，平均红细胞血红蛋白浓度（MCHC）< 32%。

（2）骨髓检查。

骨髓增生活跃或明显活跃。红系细胞增生为主，幼红细胞体积小，边缘不规整，细胞质的量少，染色偏蓝（核老质幼）。骨髓铁染色显示细胞外铁减少或消失，铁粒幼细胞减少。

（3）铁代谢检查。

血清铁浓度降低，一般低于 8.95 μmol/L；总铁结合力升高，常高于 64.44 μmol/L；转铁蛋白饱和度降低，小于 15%。血清铁蛋白是反映体内铁储存状态的敏感指标，其水平降低，低于 12 μg/L。

4.治疗

（1）病因治疗。

病因治疗是治疗缺铁性贫血的关键。如果是月经量过多引起的，需要治疗妇科疾病；如果是消化道出血，要找出出血原因并进行治疗；如果是钩虫感染，要进行驱虫治疗。

（2）铁剂治疗。

口服铁剂是首选的治疗方法，常用的有硫酸亚铁、富马酸亚铁等。铁剂会刺激胃肠道，最好在饭后服用。同时，可以搭配维生素 C 一起服用，以促进铁的吸收。在服用铁剂后，网织红细胞数量会在 1 周左右开始升高，2 周左右血红蛋白含量开始上升，一般 2 个月左右血红蛋白含量可恢复正常。血红蛋白含量恢复正常后，还需要继续服用铁剂 3~6 个月，以补充储存铁。对于不能耐受口服铁剂或者口服铁剂无效的患者，可以考虑注射铁剂，如右旋糖酐铁等。

铁是怎么变成血红蛋白的呢?

在摄入富含铁的食物后，这些食物中的铁主要是非血红素铁，消化后通常以 Fe^{3+} 的形式存在。这些 Fe^{3+} 大多数在十二指肠以及回肠被转化，吸收入血，在十二指肠近端的酸性环境下，Fe^{3+} 被还原为 Fe^{2+}，在十二指肠上皮细胞膜经过二价金属转运蛋白 1（DMT1）转移入血，在铜蓝蛋白的作用下被氧化成 Fe^{3+}，与转铁蛋白（TRF）结合后发生构象变化形成 TRF-Fe^{3+} 复合物。在骨髓的幼红细胞中，转铁蛋白携带的铁（Fe^{3+}）与转铁蛋白受体结合，通过受体 - 介导的内吞作用进入细胞。进入细胞后，铁再次被还原为 Fe^{2+}，然后 Fe^{2+} 会被运输到线粒体中。

在线粒体中，Fe^{2+} 会与原卟啉 Ⅸ 结合，在亚铁螯合酶的催化下形成血红素。血红素是血红蛋白的重要组成部分，它从线粒体中释放出来后会与珠蛋白结合。珠蛋白是由核糖体合成的蛋白质，当血红素与珠蛋白结合后就形成了血红蛋白。

如何预防缺铁性贫血呢?

在日常饮食中摄入红肉、海鲜等肉类，这类食物中的铁以血红素铁为主，生物利用率高，人体吸收效果较好；而豆类和绿叶蔬菜等食物中的铁多以非血红素铁为主，需要搭配维生素 C 来促进铁的吸收，如柑橘类水果、草莓、猕猴桃、青椒等。例如在吃补铁食物的同时喝一杯鲜榨橙汁，或在烹饪食物时添加青椒等都可以促进铁的吸收。而有些食物中含有的物质会抑制铁的吸收，咖啡和茶中的单宁酸，所以在用餐的同时尽量避免喝大量的茶和咖啡；菠菜和芥菜等蔬菜中含有草酸也会抑制铁的吸收，在烹饪时可以将这些蔬菜焯水以减少对铁吸收的影响。

三、巨幼细胞性贫血

1.病因

（1）维生素 B_{12} 缺乏原因。

①饮食摄入不足。素食主义、营养不良人群吸收不良。

②胃部疾病（如萎缩性胃炎、胃大部切除术后）、肠道疾病（如克

罗恩病、小肠吸收不良综合征）影响维生素 B_{12} 吸收的机制。

③内因子缺乏。自身免疫性胃炎导致内因子抗体产生，阻断维生素 B_{12} 与内因子结合及后续吸收过程。

（2）叶酸缺乏原因。

①饮食因素。新鲜蔬菜、水果摄入少，过度烹饪导致叶酸破坏。

②需求增加。妊娠、哺乳期妇女，婴幼儿、青少年生长发育期，恶性肿瘤患者等对叶酸需求大幅度上升。

③药物影响。抗癫痫药、磺胺类药物等干扰。

2.临床表现

（1）血液系统表现。

贫血症状（乏力、头晕、面色苍白、心悸等），因无效造血、红细胞破坏增加导致黄疸、脾肿大等。

（2）神经系统症状。

手足对称性麻木、刺痛、感觉异常，振动觉、位置觉减退，步态不稳、共济失调，甚至精神症状（抑郁、妄想、幻觉等）。

（3）消化系统症状。

食欲不振、腹胀、腹泻、舌炎（舌面光滑、牛肉样舌）。

3.诊断方法

（1）血常规。

典型的大细胞性贫血特征（MCV ＞ 100 fL），红细胞形态改变（卵圆形大红细胞、中性粒细胞分叶过多），网织红细胞计数发生变化。

（2）骨髓象。

①红细胞改变。骨髓增生活跃，红系细胞增生显著，出现巨幼红细胞系列，各阶段的巨幼红细胞的体积比正常同阶段的红细胞大。核质发育不均衡，表现为核幼质老，核染色质松散，呈颗粒状，似细网或筛孔，看上去比较幼稚。而细胞质因为血红蛋白的合成相对正常，所以颜色较红，显得比较成熟。这是因为维生素 B_{12} 和叶酸缺乏影响了 DNA 的合成，导致细胞核的分裂和成熟过程延迟，但对细胞质中血红蛋白的合成影响相对较小。在红系细胞增生的骨髓象中，巨幼红细胞可占骨髓有核红细胞的 30%~50%，甚至更高。它们在骨髓涂片中分布较广泛，从原始红细胞阶段就可能出现巨幼样变，并且随着细胞的发育，巨幼样变的特征可能更加明显。

②粒系细胞巨幼样变。粒细胞也会出现巨幼样变，可见到巨中幼粒细胞和巨晚幼粒细胞。这些细胞的胞体增大，核分叶过多（正常情况下，中性粒细胞分叶一般为 3~5 叶，巨幼细胞性贫血时可出现 5 叶以上的分叶过多现象），细胞质中的颗粒可能会减少。这是因为维生素 B_{12} 和叶酸缺乏同样会对粒系细胞的 DNA 合成产生影响，只是程度相对红系细胞可能较轻。

③巨核系细胞改变。巨核细胞数量可能正常或减少，部分巨核细胞也会出现体积增大、分叶过多等形态变化。巨核细胞产生血小板的功能可能会受到影响，导致血小板的生成减少或质量异常，进而可能引起患者出现出血倾向。

（3）血清维生素 B_{12}、叶酸水平测定。

检测方法、正常参考值范围，需要结合临床判断维生素 B_{12} 和叶酸缺乏的具体情况。血清维生素 B_{12} 正常参考值：一般来说，血清维生素 B_{12} 的正常质量浓度范围为 150~1 300 pg/mL（不同实验室可能会因检测方法和仪器的不同而略有差异）。当血清维生素 B_{12} 低于 150 pg/mL 时，通常提示可能存在维生素 B_{12} 缺乏。血清叶酸的正常质量浓度范围一般为 4~20 ng/mL（不同实验室的参考范围可能会有所不同）。血清叶酸低于 4 ng/mL 时，往往提示叶酸缺乏。不过，在判断叶酸缺乏时，还需要考虑红细胞叶酸的水平，因为红细胞叶酸更能反映体内叶酸的储存情况。

（4）其他辅助检查。

①甲基丙二酸（MMA）、甲基丙二酸测试是一种实验室测试，用于测量血液或尿液中的甲基丙二酸水平，该测试在诊断维生素 B_{12} 缺乏症方面起着至关重要的作用。

②同型半胱氨酸（Hcy）检测。人体的同型半胱氨酸的代谢需要维生素 B_6、维生素 B_{12} 和叶酸的参与。因此，同型半胱氨酸检测可以用于评估维生素 B_{12} 和叶酸的摄入情况。

③胃镜、肠镜检查。维生素 B_{12} 缺乏常与吸收障碍有关，而吸收障碍可能由胃肠道问题引起。胃肠镜检查有助于明确病因。

4.治疗手段

（1）维生素 B_{12} 治疗。

①治疗方案选择。包括甲钴胺、腺苷钴胺等不同剂型特点与给药途

径（肌肉注射、口服），初始大剂量冲击疗法与维持治疗的剂量、疗程安排。

②疗效监测。包括血常规、神经系统症状改善的动态观察。血常规结果可快速判断治疗是否起效，而神经系统症状的监测则能反映维生素 B_{12} 缺乏的特异性损害和恢复情况。

③药物选择。包括叶酸片剂型、剂量，特殊人群（如孕妇）的用药注意事项。

④联合用药。在维生素 B_{12} 缺乏未纠正时，单用叶酸可能会加重神经系统损害，需要联合维生素 B_{12} 治疗。

（2）饮食调整。

摄入富含维生素 B_{12} 和叶酸食物，如肉类、蛋类、奶制品、绿叶蔬菜、豆类等。

消化系统对吸收维生素 B_{12} 的影响

在正常情况下，胃酸可以将食物中的维生素 B_{12} 从其与蛋白质结合的形式中释放出来。例如，在摄入含有维生素 B_{12} 的食物后，胃酸能使其与食物中的蛋白载体（如 R 蛋白）分离。当胃酸分泌不足时，如在萎缩性胃炎患者中，这种分离过程就会受到阻碍。这会导致维生素 B_{12} 不能有效地从食物中游离出来，从而减少了其后续被吸收的可能性。胃酸还能为胃蛋白酶提供适宜的酸性环境，帮助分解食物中的蛋白质。如果胃酸缺乏，胃蛋白酶的活性也会受到影响，食物不能充分消化，进一步影响维生素 B_{12} 的释放和吸收。

胃黏膜的壁细胞除了分泌胃酸外，还分泌内因子。内因子是维生素在肠道吸收过程中必不可少的一种糖蛋白。内因子与维生素 B_{12} 结合形成内因子-维生素 B_{12} 复合物，这种复合物可以保护维生素 B_{12} 免受肠道消化酶的破坏，并在回肠末端被特殊的受体识别和吸收。

在自身免疫性胃炎中，机体产生抗壁细胞抗体和抗内因子抗体。抗内因子抗体可以与内因子结合，阻止内因子与维生素 B_{12} 形成复合物，或者使已经形成的复合物失去活性。这样一来，维生素 B_{12} 就无法正常地在肠道被吸收，即使食物中含有足够的维生素 B_{12}，也会因为内因子的缺乏而导致吸收障碍。

胃大部切除术后，由于大部分胃黏膜被切除，壁细胞数量大幅度减少，内因子分泌也随之减少。这使得维生素的吸收机制遭到破坏，患者容易出现维生素 B_{12} 缺乏。

回肠是维生素 B_{12} 吸收的主要部位。在回肠末端，内因子–维生素 B_{12} 复合物与回肠黏膜上皮细胞表面的特异性受体(如 cubam 受体)结合，然后通过受体介导的内吞作用进入细胞，最终被吸收进入血液循环。

当回肠出现病变，如克罗恩病累及回肠时，回肠黏膜会发生炎症、溃疡、纤维化等病理改变。这些改变会损伤回肠黏膜上皮细胞，导致内因子 – 维生素 B_{12} 受体数量减少或者功能异常。这样，即使内因子 – 维生素 B_{12} 复合物能够顺利到达回肠，也无法正常地被吸收，从而引起维生素 B_{12} 吸收不良。回肠切除术后，由于吸收维生素 B_{12} 的主要场所缺失，维生素的吸收几乎完全停止，患者会迅速出现维生素缺乏的症状。

某些肠道寄生虫（如阔节裂头绦虫）可以在肠道内摄取大量的维生素，从而减少了人体可吸收的维生素 B_{12} 的量。这种绦虫在肠道内寄生时，会与人体竞争维生素 B_{12} 资源，导致宿主维生素 B_{12} 缺乏。

小肠细菌过度生长也是一个常见的问题。当小肠内的细菌数量异常增多时，这些细菌会消耗大量的维生素 B_{12}，同时还可能改变肠道的环境和代谢，影响维生素 B_{12} 的正常吸收途径。例如，细菌产生的代谢产物可能会干扰内因子 – 维生素 B_{12} 复合物与回肠受体的结合，或者破坏维生素 B_{12} 本身的结构，从而导致吸收障碍。

四、再生障碍性贫血

再生障碍性贫血（简称再障）是一种可能由多种病因引起的骨髓造血功能衰竭症。

1.病因

（1）化学因素。

最常见的化学因素是药物因素。如氯霉素，它是一种广谱抗生素，过去曾被广泛使用，部分患者使用后可能会出现骨髓抑制，这是因为氯霉素能够影响骨髓细胞的代谢过程。抗肿瘤化疗药物也是常见的原因，像环磷酰胺、阿糖胞苷等，这些药物在杀死肿瘤细胞的同时，也会对正常的造血干细胞造成损害，导致骨髓造血功能下降。苯及其衍生物也是重要的致病因素。长期接触苯的人群，如油漆工人、制鞋工人等，苯会进入人体，在肝脏中被代谢为酚类物质，这些代谢产物可以作用于骨髓造血干细胞，引起干细胞的损伤和凋亡。

（2）物理因素。

各种射线对骨髓造血干细胞有损害作用。例如，长期或大剂量接受X射线、γ射线照射的人群，如放疗患者，射线可能会直接损伤造血干细胞的DNA，破坏其正常的增殖和分化能力。同时，射线还可能影响骨髓的微环境，使得造血干细胞生存和发育的环境恶化。

（3）生物因素。

病毒感染可能与再生障碍性贫血的发生有关。比如肝炎病毒，尤其是丙型肝炎病毒和乙型肝炎病毒。病毒感染人体后，可能会通过免疫介导的机制，引发机体对自身造血干细胞的攻击，或者病毒直接感染造血干细胞，干扰其正常的功能，从而导致骨髓造血功能衰竭。

（4）免疫因素。

自身免疫异常在再生障碍性贫血的发病机制中起到关键作用。机体免疫系统错误地将自身的造血干细胞识别为外来的有害抗原，产生免疫细胞和免疫因子对造血干细胞进行攻击，使其不能正常增殖和分化。这种自身免疫反应可能与遗传因素有关，部分患者可能存在某些基因的异常，使得免疫系统更容易出现紊乱。

2.临床表现

患者会出现面色苍白、头晕、乏力、心慌、气短等症状。这是因为骨髓造血功能衰竭，红细胞生成减少，导致血液携带氧气的能力下降。随着贫血的加重，患者的活动耐力也会逐渐下降，即使是轻微的活动，如爬一层楼梯，也会感到非常吃力。

血小板生成减少会导致患者容易出现皮肤瘀点、瘀斑、鼻出血、牙龈出血等情况。女性患者可能会出现月经量过多。严重时，可能会出现内脏出血，如消化道出血表现为呕血、黑便，颅内出血则是非常危险的情况，可危及生命。

白细胞减少使得机体的防御能力下降，患者容易反复发生感染。呼吸系统感染，表现为咳嗽、咳痰、发热等症状；泌尿系统感染，表现为尿频、尿急、尿痛等；皮肤感染，表现为疖、痈等。而且由于患者的免疫功能低下，感染容易扩散，治疗起来也比较困难。

3.诊断方法

（1）血常规检查。

全血细胞减少是再生障碍性贫血的主要特征之一。血常规显示红细胞计数、血红蛋白含量、白细胞计数和血小板计数均低于正常范围。不过，仅凭血常规不能确诊，因为其他血液疾病也可能出现全血细胞减少的情况。

（2）骨髓穿刺检查。

骨髓穿刺检查是诊断再生障碍性贫血的关键检查。通过穿刺抽取骨髓液，在显微镜下观察骨髓细胞形态。再生障碍性贫血患者的骨髓增生减低或重度减低，造血细胞减少，非造血细胞比例增高，骨髓小粒空虚，有较多脂肪滴。

（3）骨髓活检。

骨髓活检可以更全面地了解骨髓的组织结构。在再生障碍性贫血患者中，可见骨髓组织呈黄白色，增生低下，造血组织减少，脂肪组织增多等病理改变。

4.治疗方式

（1）输血治疗。

对于贫血严重的患者，可输入红细胞来改善贫血症状；血小板过低时，需要输入血小板来预防出血。但长期输血可能会导致铁过载等并发症，需要进行去铁治疗。

（2）抗感染治疗。

患者一旦出现感染，需要及时使用敏感的抗生素进行治疗。由于患者免疫力低下，感染可能比较严重，需要加强抗感染措施，如使用强效抗生素、联合用药等。

（3）免疫抑制剂治疗。

对于非重型再生障碍性贫血和部分重型再生障碍性贫血患者，免疫抑制剂是主要的治疗方法之一。常用的药物有抗胸腺细胞球蛋白（ATG）和环孢素 A（CsA）。抗胸腺细胞球蛋白是一种多克隆抗体，它可以抑制 T 淋巴细胞的功能，减少对造血干细胞的免疫攻击。环孢素 A 是一种免疫调节剂，能够抑制 T 淋巴细胞的活化和增殖，从而改善造血功能。

（4）造血干细胞移植。

对于年龄合适、有合适供者的重型再生障碍性贫血患者，造血干细胞移植是目前最有效的治疗方法，可以重建患者的造血和免疫系统。供者可以是同胞兄弟姐妹、无关供者或者脐带血。不过，造血干细胞移植也存在一定的风险，如移植物抗宿主病、感染等并发症。

预防再生障碍性贫血指南

一、生活习惯篇

（1）合理作息。

保证充足的睡眠，每晚尽量睡足 7~8 h。人体在睡眠过程中，免疫系统会进行自我修复和调节，良好的睡眠有助于维持免疫功能稳定，减少因免疫紊乱引发再生障碍性贫血的风险。例如，长期熬夜的人群，身体疲劳得不到缓解，免疫系统易失衡，相较作息规律者患血液疾病的概率可能更高。

（2）适度运动。

每周进行至少 150 min 的中等强度有氧运动，如快走、慢跑、游泳等，也可搭配适量的力量训练，如简单的哑铃练习。运动能促进血液循环，增强身体的新陈代谢，使骨髓等造血器官得到更充足的养分，利于正常造血。同时，运动还能提升机体免疫力，帮助抵御病毒等外界致病因素的侵袭。但要注意避免过度运动导致疲劳或受伤。

二、饮食调理篇

（1）营养均衡。

确保每餐有丰富的蔬菜，如西兰花、菠菜、胡萝卜等，它们富含维生素、矿物质和膳食纤维，有助于维持身体正常生理功能。水果也是必需的，像苹果、橙子、香蕉等，提供多种维生素 C、钾等营养元素，对造血细胞的健康有益。主食选择粗细搭配，适当增加全谷物，如糙米、全麦面包等，其含有丰富的 B 族维生素，参与人体造血过程。蛋白质来源要多样化，包括瘦肉、鱼类、豆类、蛋类和奶制品，它们为身体提供制造血细胞所需的氨基酸。

（2）避免有害物质摄入。

严格控制酒精摄入，过量饮酒会损害肝脏等器官，影响肝脏对营养物质的代谢，进而干扰造血物质的合成。男性每日饮酒酒精量不超过 25 g，女性不超过 15 g。

远离含苯化合物，如尽量不接触油漆、胶水等含苯的工业产品，在装修后要确保室内通风良好，充分散发苯等有害物质，因为苯及其衍生物极易诱发再生障碍性贫血。

三、职业防护篇

（1）高危职业防护。

对于从事油漆、制鞋、化工等接触苯及苯的衍生物较多的职业人群，务必严格遵守职业安全规范。工作时应穿戴防护服、防护手套、防护口罩等，减少皮肤接触和呼吸道吸入有害物质的机会。例如，油漆工人在作业时，应全程穿戴防护装备，作业场所要有良好的通风设施，确保苯蒸汽及时排出。

（2）辐射防护。

医护人员、核电站工作人员等接触辐射源较多的人群，要严格控制辐射剂量。遵循 “时间防护” 原则，尽量缩短在辐射环境中的时间；采用 “距离防护”，远离辐射源；同时利用 “屏蔽防护”，穿戴铅衣等防护用品。医院放射科医生在为患者拍片时，除患者穿戴必要防护用品外，自己也要做好防护，防止长期累积辐射对自身造血系统造成损害。

四、医疗保健篇

（1）谨慎用药。

使用任何药物前都要仔细阅读说明书，了解其副作用。尤其是氯霉素、磺胺类药物、抗肿瘤化疗药等已知可能影响造血功能的药物，若非必要，尽量避免使用。如果必须使用，应严格遵医嘱，密切监测血常规等指标，一旦发现异常，及时停药并采取相应措施。

（2）预防感染。

在日常生活中要注意个人卫生，勤洗手，避免前往人员密集、空气不流通的场所，减少病毒、细菌感染的机会。在流感高发季节，及时接种流感疫苗，对于儿童、老年人等免疫力较弱的人群更为重要。因为病毒感染，特别是肝炎病毒、EB 病毒等，可能通过免疫介导机制引发再生障碍性贫血。

五、溶血性贫血

溶血性贫血是指由于红细胞自身异常或外部因素导致红细胞寿命缩短，破坏加速，超过骨髓造血代偿能力而引起的贫血。正常红细胞的寿命约为 120 d，而在溶血性贫血中，红细胞的寿命明显缩短。

按病因分类，溶血性贫血可分为红细胞内在缺陷所致的溶血性贫血（遗传性为主）和红细胞外在因素所致的溶血性贫血（获得性为主）。

按溶血部位分类，溶血性贫血可分为血管内溶血和血管外溶血。血管内溶血是指红细胞在血液循环内被破坏，血红蛋白直接释放入血浆；血管外溶血是指红细胞在单核－巨噬细胞系统（主要是脾脏）内被破坏。

1.病因

（1）红细胞内在缺陷。

①膜缺陷。

a. 遗传性球形红细胞增多症。遗传性球形红细胞增多症是一种常染色体显性遗传病。患者红细胞膜骨架蛋白异常，导致红细胞膜表面积减小，红细胞变成球形。球形红细胞的变形性和柔韧性降低，在通过脾脏等微循环时容易被破坏。

b. 遗传性椭圆形红细胞增多症。遗传性椭圆形红细胞增多症是一种遗传性膜缺陷疾病，红细胞呈椭圆形，其膜蛋白或膜脂质的异常使红细胞的稳定性下降，易被脾脏清除。

②酶缺陷。

a. 葡萄糖－6－磷酸脱氢酶（G6PD）缺乏症。葡萄糖－6－磷酸脱氢酶缺乏症是最常见的红细胞酶缺陷病，为 X 连锁不完全显性遗传病。葡萄糖－6－磷酸脱氢酶参与红细胞内磷酸戊糖途径，当葡萄糖－6－磷酸脱氢酶缺乏时，在接触氧化剂（如蚕豆、某些药物、感染等）后，红细胞内的谷胱甘肽（GSH）无法维持在正常水平，红细胞膜易被氧化损伤，导致溶血。

b. 丙酮酸激酶缺乏症。丙酮酸激酶是红细胞糖酵解途径中的关键酶。该酶缺乏时，红细胞内 ATP 生成减少，红细胞膜的离子泵功能受损，红细胞内钠离子积聚，水分进入，使红细胞膨胀破裂。

③血红蛋白异常。

a. 地中海贫血。地中海贫血是一组遗传性溶血性贫血疾病，主要是由于珠蛋白基因缺陷导致珠蛋白肽链合成障碍。α 地中海贫血是 α 珠蛋白基因缺失或突变，使 α 珠蛋白链合成减少或缺失；β 地中海贫血是 β 珠蛋白基因缺陷，导致 β 珠蛋白链合成障碍。异常的血红蛋白结构或数量改变使红细胞易被破坏。

b. 镰状细胞贫血。镰状细胞贫血是一种常染色体隐性遗传病，β 珠蛋白基因发生突变，导致血红蛋白 S（HbS）形成。HbS 在不携带氧的情况下，由于其溶解度下降，会聚集形成螺旋链，使红细胞扭曲成镰刀状。镰状红细胞变形性差，易在微血管内被破坏，还会阻塞血管，引起组织和器官缺血、缺氧。

（2）红细胞外在因素。

①免疫因素。

a. 自身免疫性溶血性贫血。患者体内产生自身抗体，这些抗体可以吸附在红细胞表面，通过激活补体或被单核 - 巨噬细胞识别而导致红细胞破坏。自身抗体可以是温抗体（在 37 ℃作用最强）或冷抗体（在低温下作用明显）。例如，系统性红斑狼疮等自身免疫性疾病患者可能会并发自身免疫性溶血性贫血。

b. 同种免疫性溶血性贫血。同种免疫性溶血性贫血常见于输血反应，当输入的红细胞血型不合时，受血者体内的抗体与输入的红细胞抗原结合，引起红细胞破坏。另外，新生儿溶血病也是同种免疫性溶血性贫血的一种，主要是由于母婴血型不合，母亲的抗体通过胎盘进入胎儿体内，破坏胎儿红细胞。

②物理和机械因素。

a. 微血管病性溶血性贫血。在弥散性血管内凝血（DIC）、血栓性血小板减少性紫癜（TTP）等疾病中，微血管内有纤维蛋白条索形成或血小板聚集，红细胞在通过这些狭窄的血管时被机械性损伤而破碎。

b. 人工心脏瓣膜、血管内支架等医源性因素。人工心脏瓣膜、血管内支架这些装置表面可能会引起红细胞的机械性损伤，导致溶血。例如，人工心脏瓣膜置换术后，血液流经瓣膜时，红细胞可能因受到摩擦、撞击等物理因素而破裂。

③化学和生物因素。

a. 化学毒物。如苯、铅、砷等化学物质可以直接损伤红细胞膜或影响红细胞内的代谢过程，导致溶血。例如，铅中毒时，铅可以抑制红细胞内的酶活性，破坏红细胞的结构和功能。

b. 生物毒素。某些蛇毒、毒蕈中毒等也能引起溶血。蛇毒中含有溶血毒素，可以直接溶解红细胞膜。

c. 感染因素。疟原虫感染引起的溶血性贫血，是疟原虫在红细胞内寄生、繁殖，导致红细胞破裂所致。另外，细菌感染产生的毒素也可能引起溶血。

2.临床表现

（1）贫血症状。

患者可出现面色苍白、头晕、乏力、心慌、气短等常见的贫血症状。这些症状的严重程度与溶血的速度和程度有关。如果是慢性溶血，患者可能会逐渐适应较低的血红蛋白水平，症状相对较轻；如果是急性溶血，贫血症状可能会很严重。

（2）黄疸。

红细胞被破坏后，血红蛋白分解产生的胆红素增多，超过肝脏的处理能力，从而出现黄疸。患者的皮肤和巩膜发黄，尿色加深，可呈浓茶色。

（3）脾肿大。

在血管外溶血中，脾脏是红细胞破坏的主要场所，长期的红细胞破坏会导致脾代偿性肿大。脾肿大程度不一，在遗传性球形红细胞增多症等疾病中，脾肿大可能较为明显。

（4）血红蛋白尿和含铁血黄素尿。

在血管内溶血时，血红蛋白直接释放入血浆，当血浆中的血红蛋白超过肾阈值（1.0~ 1.35 g/L）时，血红蛋白可通过肾小球滤过，形成血红蛋白尿，尿液呈酱油色。部分血红蛋白在肾小管被重吸收，分解为含铁血黄素，当这些肾小管细胞脱落随尿排出时，形成含铁血黄素尿，尿潜血试验为阳性，但显微镜下看不到红细胞。

3.诊断方法

（1）血常规检查。

红细胞计数和血红蛋白水平下降，网织红细胞计数升高是溶血性贫血的常见表现。网织红细胞是尚未完全成熟的红细胞，在溶血时，骨髓会代偿性地增加红细胞的生成，网织红细胞会提前释放到外周血中，所以网织红细胞计数升高，一般可超过5%，在急性溶血时可高达 20% 以上。

（2）血涂片检查。

血涂片可以观察红细胞的形态。例如，在遗传性球形红细胞增多症中可以看到球形红细胞增多，在镰状细胞贫血中可以看到镰状红细胞，在微血管病性溶血性贫血中可以看到破碎红细胞（裂体细胞）等，这些特征性的红细胞形态有助于诊断。

（3）胆红素代谢检查。

血清总胆红素升高，其中以间接胆红素升高为主。这是因为红细胞破坏后产生的胆红素主要是间接胆红素，肝脏在处理这些胆红素时会出现负荷过重的情况。同时，尿胆原升高，这是因为间接胆红素在肠道被细菌还原为尿胆原，吸收后经肝脏代谢，部分从尿中排出。

（4）骨髓穿刺检查。

骨髓增生活跃或明显活跃，红系细胞增生显著，以中、晚幼红细胞为主，这是骨髓代偿性造血的表现。通过骨髓检查可以了解骨髓的造血功能状态，辅助诊断溶血性贫血。

4.其他检查

（1）针对红细胞内在缺陷的检查。

如检测红细胞酶活性（用于葡萄糖－6－磷酸脱氢酶缺乏症等酶缺陷疾病）、血红蛋白电泳（用于地中海贫血、镰状细胞贫血等血红蛋白异常疾病）、红细胞膜蛋白分析等。

（2）针对红细胞外在因素的检查。

对于自身免疫性溶血性贫血，需要检测自身抗体，包括抗球蛋白试验（Coombs 试验），Coombs 试验呈阳性提示红细胞表面有不完全抗体或补体，是诊断自身免疫性溶血性贫血的重要依据。对于同种免疫性溶血性贫血，需要进行血型鉴定和交叉配血试验等。对于感染因素引起的溶血，需要进行病原体检测等。

5.治疗手段

（1）去除病因。

对于药物或化学毒物引起的溶血，首先要停用相关药物或脱离毒物接触。例如，对于葡萄糖－6－磷酸脱氢酶缺乏症患者，避免使用氧化性药物，如伯氨喹、磺胺类药物等。

（2）对于感染引起的溶血。

积极控制感染，使用合适的抗生素或抗疟药等进行治疗。如疟疾患者使用青蒿素等抗疟药物进行治疗，以消除疟原虫，阻止溶血的继续发生。

（3）输血治疗。

对于严重贫血或急性溶血导致休克的患者，输血是挽救生命的重要措施。但在输血时要注意血型匹配，尤其是对于同种免疫性溶血性贫血患者，要严格进行交叉配血试验，避免再次发生溶血反应。

（4）特殊情况处理。

对于自身免疫性溶血性贫血患者，输血可能会加重溶血，因为输入的红细胞也可能被患者体内的自身抗体破坏。所以在输血前可以考虑使用糖皮质激素等降低抗体活性，或者洗涤红细胞后再进行输血。

（5）药物治疗。

糖皮质激素是治疗自身免疫性溶血性贫血的主要药物，它可以抑制抗体产生，减少红细胞的破坏。一般常用泼尼松，剂量为 1~2 mg/（kg·d），待病情缓解后逐渐减量；对于糖皮质激素治疗无效或依赖的患者，可以使用免疫抑制剂，如环磷酰胺、硫唑嘌呤等。这些药物可以抑制免疫反应，减少自身抗体的生成，但副作用较多，需要密切观察。

（6）其他药物。

对于某些红细胞酶缺陷疾病，如丙酮酸激酶缺乏症，正在研究一些药物来改善红细胞的代谢，如二磷酸果糖等，可能对缓解溶血有一定的作用。

（7）脾切除治疗。

①适应证。对于遗传性球形红细胞增多症、自身免疫性溶血性贫血（对糖皮质激素治疗反应差）等疾病，脾切除可以有效减少红细胞的破坏。因为脾脏是血管外溶血的主要场所，切除脾脏后，红细胞的生存期可以延长。

②注意事项。脾切除后患者可能会出现感染风险增加等并发症，尤其是对儿童患者，要注意预防感染，可在术前接种肺炎疫苗、流感疫苗等，并在术后长期使用抗生素预防感染。

六、红细胞增多症

红细胞增多症是指单位体积血液中红细胞计数及血红蛋白质量浓度高于正常范围的一种病理状态。正常成年男性红细胞计数一般为 4.0×10^{12} ~$5.5\times10^{12}L^{-1}$，血红蛋白为 120~160 g/L；成年女性红细胞计数为 3.5×10^{12} ~ $5.0\times10^{12}L^{-1}$，血红蛋白为 110~ 150 g/L。当红细胞计数和血红蛋白质量浓度超过上述范围时，就可能是红细胞增多症。红细胞增多症包括相对性红细胞增多症和绝对性红细胞增多症。

相对性红细胞增多症：因血浆容量减少，血液浓缩而使红细胞相对增多，而全身红细胞总量并未增加。

绝对性红细胞增多症：各种原因导致红细胞生成增多，红细胞总量绝对值增加。

1.病因

（1）相对性红细胞增多症。

相对性红细胞增多症常见于严重呕吐、腹泻、大量出汗等导致机体脱水的情况。例如，在剧烈运动后，人体通过出汗丢失大量水分，如果没有及时补充水分，血浆容量会减少，使得红细胞相对增多。烧伤患者因为皮肤受损，大量体液渗出，也会出现血液浓缩，红细胞计数升高。

（2）绝对性红细胞增多症。

①原发性红细胞增多症（真性红细胞增多症）。原发性红细胞增多症是一种骨髓增殖性肿瘤。其发病机制主要是由于基因突变，如 *JAK*2 - *V*617*F* 基因突变，使造血干细胞异常增殖，红细胞生成不受控制。这种疾病的红细胞生成素（EPO）水平通常正常或降低，因为骨髓的异常增殖不依赖于 EPO 的刺激。

②继发性红细胞增多症。继发性红细胞增多症主要是由于机体长期缺氧，刺激肾脏分泌的红细胞生成素增加，进而促进红细胞生成。例如，高原地区居民，由于空气中氧气含量较低，人体长期处于缺氧状态，肾脏会产生大量红细胞生成素，导致红细胞增多来适应环境。另外，一些肺部疾病（如慢性阻塞性肺疾病、肺心病）、先天性心脏病（如法洛四联症）患者，因为氧气输送障碍，也会出现红细胞增多的情况。此外，某些肾脏疾病（如肾囊肿、肾肿瘤）会导致肾脏异常分泌红细胞生成素，引起红细胞增多。

2.临床表现

（1）血液黏稠度增加相关症状。

①神经系统症状。患者可能出现头痛、头晕、耳鸣、视力模糊等症状。这是因为血液黏稠度增加后，血流速度减慢，脑部供血相对不足。例如，在真性红细胞增多症患者中，血液黏稠度过高，容易引起脑血管痉挛，导致头痛、头晕等症状。

②心血管系统症状。患者可出现心慌、胸闷、血压升高等症状。由于血液黏稠度增加，心脏需要更大的力量来推动血液循环，从而导致心脏负担加重，容易诱发心绞痛、心肌梗死等心血管疾病。

③皮肤症状。皮肤和黏膜呈现红紫色，尤其是面部、口唇、鼻尖、耳垂等部位更为明显。这是因为红细胞增多，血液颜色变深，透过皮肤和黏膜表现出来。

（2）血栓形成和出血倾向。

①血栓形成。血液黏稠度增加和血流缓慢，使血栓形成的风险大大增加。患者可能出现肢体麻木、疼痛等周围血管血栓的表现，也可能出现脑梗死、肠系膜血管栓塞等内脏血管血栓形成的严重后果。

②出血倾向。尽管血液中红细胞增多，但由于血小板功能异常和血管内膜损伤等因素，患者同时也有出血倾向，可以表现为鼻出血、牙龈出血、皮肤瘀斑等。

3.诊断方法

（1）血常规检查。

红细胞计数、血红蛋白含量、血细胞比容（HCT）升高是红细胞增多症的基本特征。男性 HCT 大于 55%，女性大于 50% 时要高度怀疑红细胞增多症。同时，还可以观察到白细胞和血小板计数也可能有不同程度的升高，特别是在真性红细胞增多症中。

（2）骨髓穿刺检查。

对于怀疑为真性红细胞增多症的患者，骨髓穿刺是重要的检查方法。骨髓象通常显示增生活跃或明显活跃，红系细胞增生显著，粒系和巨核系细胞也可能有不同程度的增生。通过基因检测可以发现，*JAK2-V617F* 等相关基因突变，有助于明确诊断。

（3）血清红细胞生成素测定。

在真性红细胞增多症中，血清红细胞生成素水平一般正常或降低；而在继发性红细胞增多症中，红细胞生成素水平通常升高。这是鉴别原发性和继发性红细胞增多症的重要指标之一。

（4）其他检查。

其他检查包括：血液流变学检查来评估血液黏稠度，超声心动图检查心脏功能和结构，以及肺部 CT、肾功能检查等，用于寻找引起红细胞增多的潜在原因。

4.治疗手段

（1）静脉放血治疗。

静脉放血治疗是治疗红细胞增多症的一种有效方法，尤其适用于真性红细胞增多症和继发性红细胞增多症患者。通过定期放血，可以迅速降低红细胞数量，减轻血液黏稠度。一般每次放血 300 ~500 mL，根据患者的具体情况，如血红蛋白水平、身体耐受性等，确定放血的频率，一般每周 1~2 次。

（2）药物治疗。

①抑制红细胞生成药物。如羟基脲，它可以抑制骨髓细胞的增殖，减少红细胞的生成。使用剂量根据患者的血细胞计数和身体反应进行调整，一般起始剂量为每日 15~20 mg/kg，分 2~3 次口服。α 干扰素也可以用于治疗，它具有调节免疫和抑制细胞增殖的作用，尤其适用于不能耐受羟基脲或对羟基脲耐药的患者。

②抗血小板聚集药物。因为红细胞增多症患者有血栓形成的风险，所以需要使用抗血小板聚集药物。常用的有阿司匹林，一般每日剂量为 75~100 mg，可以降低血栓形成的风险。

③治疗原发病。对于继发性红细胞增多症，治疗引起红细胞增多的原发疾病是关键。例如，对于慢性阻塞性肺疾病患者，通过改善呼吸功能，如使用支气管扩张剂、氧疗等，来缓解缺氧状态，从而减少红细胞生成素的分泌，降低红细胞数量；对于肾肿瘤患者，手术切除肿瘤后，红细胞增多的情况可能会得到改善。

第三节　白细胞系统疾病

一、急性髓系白血病

急性髓系白血病（acute myeloid leukemia , AML）是一种血液系统的恶性肿瘤，主要影响骨髓中的造血干细胞，其特点是起病急骤。在急性髓系白血病患者的骨髓中原始细胞及幼稚细胞（白血病细胞）大量增殖，病情进展迅速，从而抑制了正常造血功能。急性髓系白血病包括 M0~M7 多种亚型。M0 型为急性髓细胞白血病微分化型，原始细胞在光镜下类似淋巴细胞，但通过免疫表型分析可确定为髓系细胞来源；M1 型是急性粒细胞白血病未分化型，骨髓中原始粒细胞不低于 90%（非红系细胞）；M2a 型是急性粒细胞白血病部分分化型；M3 型是急性早幼粒细胞白血病，其细胞内含有大量的嗜天青颗粒，它是目前治疗效果较好的一种白血病类型，通过全反式维 A 酸和亚砷酸治疗可以使大部分患者获得治愈；M4 型是急性粒－单核细胞白血病，骨髓和外周血中有粒系和单核系两种细胞成分；M5 型是急性单核细胞白血病，又分为 M5a（未分化型）和 M5b（部分分化型）；M6 型是红白血病，如前面所讲，红系细胞和髓系细胞同时发生恶性增殖；M7 型是急性巨核细胞白血病，比较罕见，主要累及巨核细胞系。

1.M0 型(急性髓细胞白血病微分化型)

骨髓原始细胞占比超过 30%，缺乏嗜天青颗粒和 Auer 小体，但核仁明显。髓过氧化物酶（MPO）和苏丹黑 B 阳性细胞少于 3%。电镜下可见髓过氧化物酶阳性。髓系细胞的标志可能为阳性，但淋巴系和血小板抗原通常为阴性。血常规检查可以发现白细胞计数可能正常、升高或降低，红细胞和血小板计数通常减少。血涂片检查可以看到原始细胞，但 M0 型的原始细胞形态比较特殊，很难通过常规形态学进行准确分类。骨髓穿刺和活检是诊断 M0 型白血病的关键检查。骨髓穿刺可以获取骨髓液，通过显微镜观察骨髓中细胞的形态、数量等。骨髓活检则可以了解骨髓的组织结构。在 M0 型白血病中，骨髓中原始细胞不低于 30%，并且这些原始细胞需要利用单克隆抗体检测白血病细胞表面的抗原，M0 型白血病细胞通常表达髓系细胞相关抗原（如 CD13、CD33 等），但可能不表达或弱表达其他一些更成熟髓系细胞的标志，同时可能会表达一些早期造血干细胞相关的抗原（如 CD34、HLA－DR 等），这有助于将其与其他类型白血病区分开来。

2.M1 型(急性粒细胞白血病未分化型)

骨髓中原粒细胞（Ⅰ型＋Ⅱ型）占非红系有核细胞的 90% 以上，早幼粒细胞很少，中性中幼粒细胞以下阶段不见或罕见。

3.M2a 型(急性粒细胞白血病部分分化型)

原粒细胞占骨髓非红系有核细胞的 30%~89%，其他粒细胞占 10% 以上，单核细胞少于 20%。

4.M3 型(急性早幼粒细胞白血病)

骨髓中以颗粒增多的异常早幼粒细胞增生为主，占比超过 30%（占非红系有核细胞）。M3 型可分为粗颗粒型（M3a）和细颗粒型（M3b）2 个亚型。

5.M4型(急性粒–单核细胞白血病)

原始细胞占非红系有核细胞的30%以上，粒细胞占30%~80%，单核细胞超过20%。根据细胞形态不同，M4型可分为M4a、M4b、M4c和M4E0共4个亚型。

6.M5型(急性单核细胞白血病)

骨髓中非红系有核细胞中原始单核细胞或原始和幼稚单核细胞占比超过30%。M5型可分为未分化型（M5a）和部分分化型（M5b）2个亚型。

7.M6型(红白血病)

骨髓中幼红细胞占比超过50%，原始细胞（Ⅰ型+Ⅱ型）占比超过30%。

8.M7型(急性巨核细胞白血病)

骨髓中原始巨核细胞占比超过30%，同时血小板抗原和过氧化物酶呈阳性。

二、慢性髓系白血病

慢性髓系白血病（CML）起病相对缓慢，病程较长，其特点是产生大量不成熟的白细胞，这些白细胞在骨髓内聚集，抑制正常造血。95%以上的患者具有费城染色体（Ph染色体），这是一种由9号染色体长臂与23号染色体长臂相互易位形成的异常染色体。CML主要分为慢性期、加速期和急变期。在慢性期，患者可能仅有轻微症状，如乏力、低热等，随着病情进展到加速期和急变期，症状会逐渐加重，预后变差。

三、淋巴系白血病

1.急性淋巴细胞白血病

急性淋巴细胞白血病（ALL）主要起源于淋巴细胞的恶性增殖。根据细胞形态学等特点可分为L1、L2和L3型。L1型细胞以小细胞为主；L2型细胞大小不等，以大细胞为主；L3型细胞形态较为一致，以大细胞为主，且细胞内有明显空泡，形态上类似伯基特淋巴瘤细胞。ALL在儿童中发病率较高，通过化疗等综合治疗手段，部分患者预后较好。

2.慢性淋巴细胞白血病

慢性淋巴细胞白血病（CLL）主要发生在中老年人群，是一种进展缓慢的白血病，主要是成熟的小淋巴细胞在外周血、骨髓和淋巴组织中积聚。患者早期可能没有明显症状，或者仅有轻度的疲劳、盗汗等症状。随着病情发展，可能会出现淋巴结、肝和脾肿大等表现，并且由于免疫功能低下，容易发生感染。

参考文献

[1] GAFTER-GVILI A, SCHECHTER A, ROZEN-ZVI B. Iron deficiency anemia in chronic kidney disease[J]. Acta haematologica, 2019, 142(1): 44-50.

[2] CAPPELLINI M D, SANTINI V, BRAXS C, et al. Iron metabolism and iron deficiency anemia in women[J]. Fertility and sterility, 2022, 118(4): 607-614.

[3] PETRAGLIA F, DOLMANS M M. Iron deficiency anemia: Impact on women's reproductive health[J]. Fertility and sterility, 2022, 118(4): 605-606.

[4] ELSTROTT B, KHAN L, OLSON S, et al. The role of iron repletion in adult iron deficiency anemia and other diseases[J]. European journal of haematology, 2020, 104(3): 153-161.

[5] KUMAR A, SHARMA E, MARLEY A, et al. Iron deficiency anaemia: Pathophysiology, assessment, practical management[J]. BMJ open gastroenterology, 2022, 9(1): e000759.

[6] HESDORFFER C S, LONGO D L. Drug-induced megaloblastic anemia[J]. New England journal of medicine, 2015, 373(17): 1649-1658.

[7] SOCHA D S, DESOUZA S I, FLAGG A, et al. Severe megaloblastic anemia: Vitamin deficiency and other causes[J]. Cleveland clinic journal of medicine, 2020, 87(3): 153-164.

[8] CANDELARIO N, KLEIN C. Megaloblastic anemia due to severe vitamin B12 deficiency[J]. Cleveland clinic journal of medicine, 2022, 89(1): 8-9.

[9] GREEN R, DATTA MITRA A. Megaloblastic anemias: Nutritional and other causes[J]. Medical clinics of North America, 2017, 101(2): 297-317.

[10] ASTUTI D, SABIR A, FULTON P, et al. Monogenic diabetes syndromes: Locus-specific databases for Alström, Wolfram, and Thiamine-responsive megaloblastic anemia[J]. Human mutation, 2017, 38(7): 764-777.

[11] YOUNG N S. Aplastic anemia[J]. New England journal of medicine, 2018, 379(17): 1643-1656.

[12] PESLAK S A, OLSON T, BABUSHOK D V. Diagnosis and treatment of aplastic anemia[J]. Current treatment options in oncology, 2017, 18(12): 70.

[13] DEZERN A E, CHURPEK J E. Approach to the diagnosis of aplastic anemia[J]. Blood advances, 2021, 5(12): 2660-2671.

[14] BACIGALUPO A. How I treat acquired aplastic anemia[J]. Blood, 2017, 129(11): 1428-1436.

[15] GONNOT M, NEUMANN F, HUET F, et al. Hepatitis-associated aplastic anemia[J]. Journal of pediatric gastroenterology and nutrition, 2022, 75(5): 553-555.

[16] VAGO L, GOJO I. Immune escape and immunotherapy of acute myeloid leukemia[J]. The journal of clinical investigation, 2020, 130(4): 1552-1564.

[17] NEWELL L F, COOK R J. Advances in acute myeloid leukemia[J]. BMJ, 2021, 375: n2026.

[18] STUBBINS R J, FRANCIS A, KUCHENBAUER F, et al. Management of acute myeloid leukemia: A review for general practitioners in oncology[J]. Current oncology, 2022, 29(9): 6245-6259.

[19] PRADA-ARISMENDY J, ARROYAVE J C, RÖTHLISBERGER S. Molecular biomarkers in acute myeloid leukemia[J]. Blood reviews, 2017, 31(1): 63-76.

[20] THOL F, GANSER A. Treatment of relapsed acute myeloid leukemia[J]. Current treatment options in oncology, 2020, 21(8): 66.

[21] YILMAZ M, KANTARJIAN H, RAVANDI F. Acute promyelocytic leukemia current treatment algorithms[J]. Blood cancer journal, 2021, 11(6): 123.

[22] SANZ M A, FENAUX P, TALLMAN M S, et al. Management of acute promyelocytic leukemia: Updated recommendations from an expert panel of the European LeukemiaNet[J]. Blood, 2019, 133(15): 1630-1643.

[23] STAHL M, TALLMAN M S. Differentiation syndrome in acute promyelocytic leukaemia[J]. British journal of haematology, 2019, 187(2): 157-162.

[24] GURNARI C, VOSO M T, GIRARDI K, et al. Acute promyelocytic leukemia in children: A model of precision medicine and chemotherapy-free therapy[J]. International journal of molecular sciences, 2021, 22(2): 642.

[25] CHIEN C C, CHEN Y Y, CHEN Y H, et al. Roth spots in acute promyelocytic leukemia[J]. QJM, 2022, 114(11): 826-827.
[26] PEI S S, POLLYEA D A, GUSTAFSON A, et al. Monocytic subclones confer resistance to venetoclax-based therapy in patients with acute myeloid leukemia[J]. Cancer discovery, 2020, 10(4): 536-551.
[27] WU J Q, XIAO Y Y, SUN J, et al. A single-cell survey of cellular hierarchy in acute myeloid leukemia[J]. Journal of hematology & oncology, 2020, 13(1): 128.
[28] CHEN C, BAYNES K, SRIVASTAVA S K. Infiltrative chorioretinopathy in recurrent acute monocytic leukemia[J]. Ophthalmology retina, 2022, 6(5): 428.
[29] ROGERS E, CUSNIR M. Gingival infiltration in acute monocytic leukemia[J]. New England journal of medicine, 2022, 386(1): 79.
[30] MCNULTY M, CRISPINO J D. Acute megakaryocytic leukemia[J]. Cold spring harbor perspectives in medicine, 2020, 10(2): a034884.
[31] HAHN A W, LI B J, PROUET P, et al. Acute megakaryocytic leukemia: What have we learned[J]. Blood reviews, 2016, 30(1): 49-53.
[32] DE ROOIJ J D E, BRANSTETTER C, MA J, et al. Pediatric non-Down syndrome acute megakaryoblastic leukemia is characterized by distinct genomic subsets with varying outcomes[J]. Nature genetics, 2017, 49(3): 451-456.
[33] LICHTMAN M A. Is it primary myelofibrosis or chronic megakaryocytic leukemia?[J]. Haematologica, 2022, 107(12): 2779-2781.
[34] VUKADIN L, KIM J H, PARK E Y, et al. SON inhibits megakaryocytic differentiation via repressing RUNX1 and the megakaryocytic gene expression program in acute megakaryoblastic leukemia[J]. Cancer gene therapy, 2021, 28(9): 1000-1015.
[35] LE Q, HADLAND B, SMITH J L, et al. CBFA2T3-GLIS2 model of pediatric acute megakaryoblastic leukemia identifies FOLR1 as a CAR T cell target[J]. The journal of clinical investigation, 2022, 132(22): e157101.